W0217509

Le Droit de mourir

Fin de vie : le combat d'un médecin

Ce livre est paru initialement sous le titre
Docteur, rendez-moi ma liberté
Euthanasie : un médecin belge témoigne
aux éditions Michel Lafon

Tous droits de traduction,
d'adaptation et de reproduction
réservés pour tous pays.

© Éditions Michel Lafon, 2018
© Éditions Michel Lafon, 2024, pour la présente édition
14, boulevard de la Madeleine
75008 Paris
www.michel-lafon.com

Yves de Locht

Un ouvrage publié sous la direction de Thomas Misrachi
et avec la collaboration de Clotilde Cadu

Le Droit de mourir

Fin de vie : le combat d'un médecin

Préface d'Olivier Falorni

Michel LAFON

AVERTISSEMENT

Tous les prénoms suivis d'un astérisque ont été modifiés.

Les livres et articles cités sont détaillés en fin d'ouvrage dans une bibliographie.

Les lettres citées sont issues des carnets tenus par le docteur Yves de Locht. Elles proviennent de sa correspondance personnelle.

À Nathalie, mon épouse.
À Jean-François et Olivier, mes fils.

« J'ai passé mon temps à dire au revoir
à ceux qui partent, mais je sais qu'un jour,
je dirai adieu à ceux qui restent. »

Prince de Talleyrand-Périgord

Préface

Donner « le dernier soin ». En quelques mots d'humanité, Yves de Locht résume sa réalité. Celle d'un médecin belge qui a accepté de pratiquer, en toute légalité, l'euthanasie.

L'euthanasie. Terme souvent asséné pour terrifier. Terme pourtant assumé par le docteur de Locht qui lui rend son sens originel, résolument optimiste : « belle mort ». « Bien mourir, c'est encore un peu vivre », lui dira un de ses patients, sollicitant cette fin douce et choisie.

Ce livre n'est en rien un récit clinique et morbide. Il n'est pas plus un manifeste théorique ou rhétorique. Ce livre est le témoignage d'une existence consacrée à la vie des autres. Des vies qui, parfois, ne sont plus que d'atroces survies.

C'est le témoignage courageux d'un médecin qui n'est pas dans le déni de l'agonie.

C'est le témoignage humaniste d'un médecin qui écoute et qui répond, les yeux dans les yeux, à tous ces êtres qui n'en peuvent plus de ne pas partir.

C'est le témoignage humble d'un médecin qui ne donne pas de leçons mais des soins, du premier au dernier. Yves de Locht se définit comme un « petit docteur ». Il est en réalité un grand soignant.

Jamais l'euthanasie n'y apparaît comme un acte banal et machinal. Elle est empreinte d'une rare gravité dont l'auteur ne minore nullement le fardeau. Mais elle est aussi et surtout, chaque fois, une bouleversante délivrance, une libération sereine et apaisée pour ces prisonniers de l'agonie. « C'est un cadeau que vous me faites, docteur » lui dira l'un deux.

Une délivrance dont le médecin belge prend soin de montrer concrètement qu'elle est toujours l'aboutissement d'un processus légal très encadré et toujours collégial. Une libération qui s'appuie sur la seule et unique volonté exprimée, affirmée et réitérée par le malade.

Ce livre est puissant car il est rassurant. En tout cas, je suis persuadé qu'il réussira à rassurer celles et ceux encore inquiets qu'une telle loi soit un jour adoptée dans notre pays. Mais il est aussi (salutairement) révoltant ! Sans le vouloir, il nous renvoie, nous Français, en miroir à nos propres suffisance et insuffisance.

Insuffisance d'un débat majeur de société, en permanence bringuebalé de rapports en missions, de jurys en avis d'experts. Suffisance d'un débat de société majeur, trop souvent claquemuré dans notre hexagone, sans un regard pour ce qui se passe tout à côté, depuis des années. Insuffisance d'une loi hypocrite, toujours guidée par le dogme cruel du « laisser mourir ». Suffisance de quelques mandarins de tout acabit qui persistent à juger cette loi… suffisante. Alors que le constat est accablant : on meurt mal en France !

Il aura fallu le courage de Simone Veil pour que les femmes aient enfin le droit de disposer de leur corps. Mais, plus de 40 ans après, le droit de disposer de sa mort reste encore aujourd'hui refusé aux Français.

Cette obstination déraisonnable, cet acharnement politique à ne pas décider sont devenus insupportables. Est-il en effet tolérable que des Français, pour ceux qui en ont les moyens physiques et financiers, soient condamnés à s'exiler pour bénéficier d'une aide active à mourir, comme autrefois les femmes qui voulaient avorter devaient fuir hors de nos frontières ? Est-il acceptable de devoir sinon s'en remettre à la clandestinité pour pouvoir mourir dignement, comme autrefois les femmes dans le secret s'en remettaient aux « faiseuses d'anges » ?

Le pays de la Déclaration des droits de l'homme ne peut pas plus longtemps refuser ce droit d'humanité. Le pays de la liberté, de l'égalité, de la fraternité, ne peut pas plus longtemps refuser une loi qui donne la liberté, qui permet l'égalité, qui incarne la fraternité.

En 2016, l'écrivaine Anne Bert m'avait contacté. Elle connaissait mon engagement de longue date sur le sujet. Nous avons longuement échangé. Sur cette maladie de Charcot, qui sournoisement emmurait son corps et sa vie. Sur cette double peine, de devoir s'exiler pour pouvoir partir. Sur sa volonté de témoigner, afin de conquérir cette liberté dont elle savait qu'elle ne pourrait pas elle-même bénéficier chez nous.

Elle avait accepté d'écrire le préambule de ma proposition de loi visant à « donner le droit à une fin de vie libre et choisie ». Proposition que j'ai déposée à l'Assemblée nationale, le 2 octobre 2017, jour de son décès dans un hôpital belge. Ce n'est pas le docteur de Locht qui a aidé Anne Bert à mourir. Ils ne se sont jamais rencontrés. Pourtant, en rédigeant ces lignes, j'ai la sensation qu'ils se parlent, tout en nous parlant.

Dans *Le Tout Dernier Été*, Anne Bert écrivait : « *J'aime trop la vie pour me laisser mourir* ». Yves de Locht semble lui répondre ici, en parfaite harmonie : « *Je ne suis pas un donneur de mort. Ce n'est pas la vie que j'abrège, mais l'agonie* ».

Comme s'ils voulaient ensemble nous rappeler que, si la vie nous est donnée, la mort ne doit pas nous être volée.

Olivier Falorni
Député de La Rochelle et de l'île de Ré

Avant-propos de l'auteur à la présente édition :

un chantier essentiel, un projet contestable

Le président Macron semble convaincu de la nécessité de faire enfin bouger les choses au sujet de la réglementation concernant la fin de vie. Les Français sont d'ailleurs majoritairement demandeurs, la loi Claeys-Leonetti ne s'avérant pas suffisante pour traiter de nombreuses situations humainement insupportables.

Le projet de loi présenté le 11 mars 2024 propose un « modèle français de la fin de vie », qui comprend l'instauration d'une « aide à mourir », ainsi qu'un plan de développement des soins palliatifs. Sur le volet aide à mourir, la loi prévoit que les patients majeurs, « capables d'un discernement plein et entier », atteints d'une « maladie incurable » avec « pronostic vital engagé à court ou moyen terme » et subissant des souffrances ne pouvant être soulagées, pourront « demander à être aidés afin de mourir ».

J'aurais aimé me réjouir de cette avancée, mais, selon moi, ce projet de loi est décevant à bien des égards.

D'abord, si le projet était adopté, la loi serait trop restrictive. En effet, on ne peut pas fixer de « terme », ni « court », ni « moyen » ni « long » : d'une part, parce que aucun médecin ne peut prédire le décès de son malade à un terme bien précis. D'autre part, parce que cette restriction permettra à un médecin opposant de dire à son malade qu'il n'est pas encore dans le cadre de la loi et que, son décès n'étant pas prévisible à court ou moyen terme, il ne peut pas l'aider à mourir.

Ensuite, ne pas prévoir dans la loi d'aide pour les *mineurs* en grande souffrance et en phase terminale, conscients, capables de discernement et soutenus par leurs parents est une grosse erreur. Les enfants souffrent-ils moins que les adultes ? Que va-t-on répondre à un enfant qui réclamera cette aide ? Je tiens à préciser qu'en Belgique, où il y a eu moins de dix cas d'aide à mourir apportée aux mineurs depuis que la loi a été promulguée en 2014, ce type de demande est extrêmement encadré : il faut que le mineur en fasse la demande lui-même et qu'elle soit validée par ses deux parents.

Cette loi suppose aussi qu'il n'y aura pas d'aide pour les patients atteints de maladies neurodégénératives (comme la maladie d'Alzheimer, la maladie de Parkinson ou la sclérose en plaques) car elles ne font pas mourir le malade à court ou moyen terme. Or ce sont ces malades-là qui, souffrant le martyre, constituent la plus grande partie des demandeurs d'aide active à mourir hors de France.

De la même manière, les maladies psychiatriques ne sont pas prises en considération dans ce projet de loi, alors que les souffrances qui les accompagnent sont parfois intolérables.

Pourquoi donc faire une discrimination entre les malades ? Il suffirait de prévoir, pour ces cas, des réglementations pointues et un encadrement professionnel spécialisé comme cela se fait en Belgique.

L'aide sera réservée aux seuls Français : n'est-il pas un peu choquant, voire révoltant, d'exclure les étrangers alors que les Français ont largement profité, et pendant des années, de l'aide à mourir dispensée dans les pays voisins, au premier rang desquels la Belgique ?

La loi ne prévoit pas non plus d'aide pour les personnes âgées atteintes de polypathologies. On préférera sans doute les laisser se suicider ?

Enfin, je voudrais aussi revenir sur deux contrevérités.

D'abord concernant la sédation « terminale » : elle permet déjà aux médecins de donner la mort, même si les opposants soutiennent le contraire. En démarrant une sédation continue jusqu'au décès, on entame un processus qui mènera inéluctablement à la mort du malade. Sauf que, contrairement à ce que permettrait une aide *active* à mourir, on le laisse mourir à petit feu. C'est une hypocrisie totale de prétendre que la sédation terminale est autre chose que de l'euthanasie.

Ensuite, affirmer que les soins palliatifs sont la meilleure et unique solution aux problèmes de fin de vie douloureuse revient à nier une terrible réalité : plus de vingt départements français sont encore dépourvus des services adéquats.

En Belgique, la loi sur les soins palliatifs a été promulguée en 2002, en même temps que la loi dépénalisant l'euthanasie dans certaines circonstances. Ces deux types d'aide à la fin de vie sont complémentaires et non opposés.

En conclusion, le modèle français tel qu'il est proposé à ce jour serait insuffisant.

Me trouvant en première ligne face à des Français qui viennent en Belgique pour demander qu'on les aide à mettre fin à une vie qui n'est plus que souffrance, je me réjouis que des débats aient lieu en France à propos d'une législation sur l'aide à mourir.

Néanmoins, lorsque je prends connaissance du projet de loi tel qu'il est sur la table actuellement, je ne peux m'empêcher d'en voir les faiblesses et les lacunes que je viens d'énumérer brièvement, en espérant que mon expérience de terrain pendant toutes ces années, ainsi que ma foi profonde en des valeurs que je crois humanistes contribueront modestement au débat autour de ce vaste et nécessaire chantier en cours.

En guise d'introduction :

la lettre d'Hélène

« Cher Docteur,

J'ai la maladie de Charcot, j'étais aide-soignante. Je n'ai pas 30 ans. Je suis maman et je ne suis pas dépressive. J'ai envie de vivre et de profiter de tout ce que la vie peut m'offrir. Pour autant, sachant mon décès inévitable à court terme, je ne souhaite pas endurer les souffrances qui me sont promises avant de mourir.

Ce qui est tolérable ou non est propre à chacun, je voudrais seulement avoir le choix pour ma fin de vie. Le but n'est pas de forcer qui que ce soit – malades ou médecins – ni d'avoir une loi creuse pouvant créer des dérives. Le but, c'est d'avoir la possibilité légale de choisir d'aller jusqu'au bout ou non, de bénéficier de soins palliatifs, du suicide assisté, de l'euthanasie, en fonction de ce que souhaite le malade.

Tous les choix sont respectables et devraient être respectés, du moment que c'est la volonté du malade. Au lieu de ça, je suis obligée de faire des démarches à mille kilomètres de chez moi pour que ma volonté soit entendue. Avec ce que ça engendre de frais, fatigue, isolement, etc.

Je suis convaincue que la France, il y a quelques siècles si avant-gardiste pour les droits humains, se retrouve aujourd'hui à la traîne ; nous méritons mieux que ça ! Nous accordons cette délivrance à nos animaux, mais pas à nous-mêmes ?! Sous quel prétexte ? L'amour, la moralité religieuse, le profit des labos ?

Certes, la dépendance coûte cher, quelle manne que ces gens qui souffrent… et pour lesquels on ne fait rien hormis les sédater ! Et encore ! Il faut être à l'article de la mort pour y avoir droit… Ce sort, comme beaucoup, je le refuse pour moi-même.

Il faut ouvrir les yeux de nos dirigeants. Nous sommes tous mortels, donc tous concernés. Et ce n'est pas parce qu'on en parle que l'on va se retrouver aussitôt foudroyé.

Pour ma part, il me reste deux combats à mener. D'abord vivre ! Puis mourir dans le respect de ma volonté. »

Quand j'ai lu pour la première fois la lettre d'Hélène, je n'ai pas hésité une seconde : je lui ai proposé un rendez-vous à mon cabinet médical. Quelques jours plus tard, la jeune femme est venue de Gironde jusqu'à Bruxelles après mille tracas, mille obstacles, un périple épuisant. Ses mots valent tous les longs discours sur le calvaire que connaissent les malades au quotidien. Les voici :

« Cela fait plusieurs fois que je reprends ce mail pour pouvoir tout raconter…

Pour vous expliquer la difficulté de cette expédition, j'ai envie de dissocier les préparatifs et le voyage, ce sont deux formes de torture différentes.

Tout d'abord les préparatifs, avec toute la détermination du monde, sont d'une lourdeur sans nom quand on est en fauteuil électrique, car j'ai rencontré de nouveaux problèmes que je n'avais pas connus avec mon fauteuil manuel.

Réserver le transport adapté jusqu'à la gare et le service d'aide de la SNCF n'était pas compliqué, mais on n'est jamais à l'abri d'un imprévu. Mon mari travaillait et ne pouvait pas mettre en péril son contrat d'intérim car on espérait qu'il décroche un CDI, et il y avait Chloé, notre fille, dont il fallait s'occuper.

Il a fallu d'abord fixer une date avec mes amies en fonction de leurs disponibilités. Pour le départ, je pouvais compter sur Charline, une aide-soignante comme moi, qui habite à une heure à l'est de Bordeaux alors que moi, je réside au sud, à une heure également. À mon arrivée en Belgique, j'aurais Marie, qui travaille, par chance, à Bruxelles et peut s'absenter de son bureau ; mais elle n'a pas de voiture.

Vint le problème du logement. Les hôtels à Bruxelles étaient très chers, d'un accès trop compliqué ou trop éloignés. Il aurait fallu en plus se restaurer à l'extérieur à chaque repas, ou manger froid. Les sanitaires étaient inadaptés, même quand les gérants affirmaient l'inverse, les photographies que je leur réclamais me le prouvaient vite. Il faut dire que ce n'est pas leur champ de compétence. Je devais donc impérativement vérifier par moi-même. Un lit d'une place, sans barrières, était impensable car je risquais de tomber. Je devais me rabattre sur un lit double, ce qui gonflait encore les prix.

Je me suis donc tournée vers Airbnb, en moyenne deux fois moins cher.

J'ai commencé aussi par restreindre le secteur de recherches car, au début, avant que vous ne me proposiez de me rendre visite, nous avions convenu que je viendrais à votre cabinet médical. Il fallait donc un logement proche à la fois du métro et du train/tram.

Là aussi, il m'a fallu de l'imagination pour comprendre comment étaient agencés les appartements à partir de quelques photos ou de descriptions, demander des renseignements sur l'accessibilité, extérieure et intérieure, sur les sanitaires…

J'ai fini par trouver le logement où nous nous sommes rencontrés, mais il y avait malgré tout une marche à l'entrée de l'immeuble. J'ai téléphoné partout où j'ai pu pour trouver une rampe d'accès à louer seulement pour quelques jours, en précisant que j'avais besoin qu'ils livrent le matériel et le récupèrent ensuite. Même démarche pour trouver un transport adapté, car le métro s'avérait une option impossible à mesure que nous nous renseignions.

Mais finalement, de fil en aiguille, tout s'est bien organisé, une amie, bonne couturière, m'avait même fabriqué un poncho sur mesure avec du tissu commandé en ligne. Mon fauteuil ne peut être exposé à la pluie et je n'avais rien trouvé sur Internet pour le protéger.

Et à moins de quinze jours du départ : catastrophe ! Mon état de santé se dégradant, je perds la capacité de faire les transferts seule. Il me faut donc impérativement dégoter un lève-malade sur place, mais la société qui devait me louer la rampe n'en possédait pas. J'ai donc passé de multiples coups de téléphone désespérés, jusqu'à tomber sur la Croix-Rouge de Schaerbeek, qui pouvait me fournir les deux, mais qui livrait et récupérait le matériel, uniquement pendant les heures ouvrables. Or j'arriverais à 18 heures à Bruxelles et devrais repartir à 7 heures le surlendemain… Heureusement, Marie a pu être présente sur place et la logeuse, très arrangeante, a accepté de lui confier les clés.

Pour les bagages, il fallait bien sûr penser à tout. L'infirmière qui passe chaque jour m'a aidée à ne rien oublier.

Le trajet en camionnette pour aller jusqu'à la gare a duré une heure et m'a autant fatiguée que les heures que j'ai ensuite passées dans le train, il y a beaucoup plus de cahots et je ne pouvais pas me pencher autant que j'en aurais eu besoin. À ça s'ajoutait le stress du départ.

Charline m'a rejointe à la gare. Une fois le train parti, j'ai pu manger légèrement et essayer de me reposer un peu, mais rapidement, le fait de garder les mêmes points d'appui est devenu douloureux. L'équipe de la SNCF s'est bien occupée de moi ; selon le type de matériel, les montées et descentes étaient un peu effrayantes, mais ça s'est bien passé malgré tout. J'ai quand même particulièrement horreur des marches arrière sur les rampes, car je dois manœuvrer sans rétroviseur et mon fauteuil a tendance à accélérer sensiblement dans les pentes.

Ensuite, il a fallu mettre la plate-forme au niveau du couloir et enlever les cale-pieds. Nous provoquions une sorte de bouchon dans le train, et les voyageurs ne faisaient pas spécialement attention quand ils passaient avec leurs bagages.

Changer de train à Paris était strictement impossible car il fallait se rendre dans une autre gare. De la gare Montparnasse où j'arrivais, il fallait aller gare du Nord, d'où partent les trains pour la Belgique. Le métro n'est pas du tout adapté et, de toute façon, le timing était trop serré. Nous avons donc changé de train à Lille. Là, j'ai appelé la société de transport adapté qui devait me récupérer à la gare, à Bruxelles, pour convenir d'un point de rendez-vous. Mais à mon arrivée, personne ! J'ai attendu à la gare avec mes amies pendant une heure ! Dans la nuit et sous une pluie battante, j'ai harcelé la compagnie pour que quelqu'un vienne me chercher ; j'étais épuisée par le voyage et complètement paniquée à l'idée de rester sur place toute la nuit !

Le chauffeur est finalement arrivé. Quel soulagement !

Après vingt minutes de route, nous nous sommes arrêtés devant l'immeuble ; il restait cette dernière rampe à monter pour accéder à l'appartement. En fait, la Croix-Rouge ne m'avait pas livré une rampe… mais deux petites ! Et pas assez larges pour que les roues arrière, un peu en déport par rapport aux roues avant, puissent tenir dessus en même temps. Mes amies ont arrangé ça comme elles ont pu, mais j'ai eu très peur parce que ces manœuvres menaçaient de faire basculer le fauteuil sur le côté alors que j'étais assise dessus.

Nous sommes rentrées je ne sais pas trop comment. Un dernier transfert avec le lève-malade et je suis restée affalée sur le lit, épuisée, percluse de douleurs mais soulagée. Nous avons dîné rapidement et le sommeil est arrivé sans se faire prier. J'ai passé la journée suivante à me reposer, et nous nous sommes rencontrés le lendemain. Pour le coup, la nuit d'après notre rendez-vous, je n'ai pas pu trouver le sommeil, trop d'émotions pour cette journée, trop de stress en pensant au retour en France. J'ai également confirmé mon trajet avec le transport adapté à l'entreprise qui m'avait oubliée à l'arrivée, histoire de ne pas rater mon train.

Je me souviens à peine du retour, j'ai quelques flashes où je me revois attendre ma correspondance à Lille en grignotant un morceau, sommeiller bizarrement dans le train vers Bordeaux en souhaitant pouvoir me téléporter jusque chez moi, puis enfin arriver, totalement amorphe.

Si mon esprit était enfin soulagé, mon corps, lui, a mis deux semaines pour récupérer. Heureusement que je n'ai plus à refaire ce voyage pour réitérer ma demande, je ne sais pas si j'en serais encore capable… En tout cas, plus d'une seule traite.

J'ai essayé d'être assez exhaustive en décrivant ce que j'ai vécu pendant ce voyage. Peut-être même l'ai-je été un peu trop. Mais ce périple représentait une étape que je devais accomplir quoi qu'il m'en coûte. Les seules options françaises me coûteraient plus encore que ce que je peux supporter.

Malheureusement, je pense que rien ne changera sous la présidence actuelle, l'intérêt de M. Macron pour l'Église catholique et le rétablissement de bonnes relations avec elle est bien trop affiché.

Mais nous aurons un jour cette loi. La vraie question est : quand ?

Merci pour l'énergie que vous mettez à défendre cette cause, et même si le mot me paraît toujours aussi insuffisant, merci pour l'aide que vous m'apportez.

Avec toutes mes pensées,

Hélène (2017)

– 1 –

Père Gaston : « il n'est question que de ma vie d'homme »

– *Yves, j'ai besoin de ton aide.*

À l'autre bout du fil, celui qui me téléphone semble bien ennuyé. Je ne le connais pas vraiment, je ne sais même pas comment il a eu mon numéro. Que peut-il bien me vouloir ?

– *Un de mes patients est atteint de la maladie de Parkinson,* m'explique rapidement ce confrère. *Il m'a fait savoir qu'il souhaitait mourir.*

Je ne réponds rien. Je me doute de ce qui va suivre, je le laisse continuer. Il marque un temps.

– *Peux-tu le faire à ma place ?*

Jamais encore on ne m'a fait pareille demande : pratiquer une euthanasie. La Belgique a dépénalisé en 2002 cet acte sous certaines conditions. Je n'ai pas manifesté pour que cette loi passe – descendre dans la rue est de toute façon une tradition bien plus française que belge ! – mais j'y ai toujours été très favorable. Médecin généraliste depuis presque quarante ans, je connais trop la souffrance. Je l'ai côtoyée de près. Il m'a toujours semblé évident de prodiguer à mes patients atteints de maladies incurables les gestes qui soulagent. Les tout derniers soins. Aussi, peu après le vote de la loi, j'ai suivi une formation sur la fin de vie et les soins palliatifs, mais jusqu'à ce jour, je n'avais aidé personne à mourir.

Après un instant d'hésitation, je demande à mon confrère de m'en dire plus.

– *Je suis médecin dans une maison de retraite bruxelloise, l'un de mes patients est très malade et souhaite en finir.*

– *C'est son choix et son droit.*

– *Tout à fait…* Il marque un temps. *Sauf que l'établissement en question est catholique. La directrice est opposée à l'euthanasie, elle refuse catégoriquement qu'il s'en pratique entre ses murs. Si je passe outre, si je le fais contre sa volonté, je perds ma place…*

– Je comprends. C'est une situation complexe. Laisse-moi y réfléchir. Je te rappelle.

– Merci, Yves.

La conversation se termine, je m'apprête à raccrocher, quand mon confrère reprend la parole, pour lâcher un détail qui n'en est pas vraiment un.

– Ah, au fait… Ce patient qui souhaite mourir…

– Oui ?

– … c'est un prêtre.

Voilà autre chose ! D'un coup, tout s'éclaire. Je comprends pourquoi mon confrère s'est adressé à moi, alors que d'autres auraient tout aussi bien pu faire l'affaire : mon nom de famille ! de Locht. Ce patronyme, c'est aussi celui de mon oncle Pierre. Le frère de mon père est un chanoine assez connu en Belgique. Ses positions très avant-gardistes, souvent en contradiction avec la doxa catholique, l'ont rendu « célèbre » et lui ont valu une mise au ban de l'Église. Dans les années 1980, il s'est prononcé pour la légalisation de l'avortement et la contraception. Il plaide régulièrement pour l'ordination d'hommes mariés et l'accès des femmes à la prêtrise. Membre de l'Association pour le droit à mourir dans la dignité (ADMD), il a milité pour la dépénalisation de l'euthanasie. Bref, le chanoine de Locht détonne !

J'imagine que mon confrère s'est dit que j'avais la même ouverture d'esprit que mon oncle et qu'il ne peinerait pas à me convaincre.

Quelle histoire ! Je raccroche, perplexe. Je suis convaincu du droit qu'a chacun de choisir sa mort. Mais là… Que dois-je faire ? Suivre la volonté de ce patient et affronter la directrice de l'établissement ? Me plier aux règles de la maison de retraite, même si celles-ci contreviennent à la loi belge ? Et que va-t-il m'arriver si j'aide un prêtre à mourir ? Je n'ai pas peur des conséquences célestes, je sais bien que je n'irai pas en enfer… Mais tout de même, le fait qu'il s'agisse d'un religieux me perturbe. Un prêtre ! J'ai été élevé dans une famille catholique. J'étais enfant de chœur, j'ai étudié mes premières années de médecine chez les Jésuites. Mon père, qui nous a quittés il y a bien longtemps, était très pratiquant. Qu'aurait-il pensé de tout cela ? Peut-être aurait-il été un opposant à l'euthanasie ? Je n'en sais rien. Je me suis affranchi d'un certain nombre de ses préceptes catholiques. Pourtant, ce jour là, je ne peux m'empêcher d'être gêné à l'idée qu'il aurait désapprouvé ce qu'on me propose de faire.

Non, cette euthanasie est impossible. Avec moi en tout cas. Trop d'obstacles. Une première fois, une directrice qui ne veut pas, un prêtre. Je passe une nuit fort agitée, à retourner toutes ces données dans ma tête. Au réveil, je change d'avis. Si c'est la volonté de cet homme de mourir, qui suis-je pour le lui refuser ? Je ne suis pas le médecin qui décide pour ses patients, quels qu'ils soient. Je n'ai jamais dévié de cette ligne : toujours me mettre à leur place. J'ai moi-même horreur de souffrir, je ne supporte pas d'avoir mal. Si j'étais atteint, comme ce prêtre, de la maladie de Parkinson, ça ne traînerait pas : je demanderais à ce qu'on abrège ma douleur. Mais il n'empêche, j'ai l'impression d'être à deux doigts de transgresser quelque chose de fondamental.

Prisonnier de ce dilemme, je saute dans ma voiture. Il n'y a qu'une personne qui peut m'aider à démêler tout ça : mon oncle, le fameux chanoine. Après tout, si j'en suis là, c'est un peu à cause de lui ! Nous avons toujours été très proches, lui et moi. Nos longues discussions sur la vie, la morale, l'éthique, la société, m'ont beaucoup fait mûrir et permis de m'émanciper de mon éducation stricte. Entre mon père et lui, le grand écart était assuré !

– Un prêtre malade m'a demandé de l'euthanasier. Est-ce que tu penses que je dois accepter ?

– Si c'est le vœu de cet homme, tu dois le respecter.

– Mais le fait que ce soit un religieux…

– De quoi as-tu peur ? Il est important que chacun

puisse donner une signification personnelle à sa fin de vie et puisse choisir soit de mettre un terme à son existence, soit de la continuer. Cette liberté de choix est une condition d'humanité. Je récuse l'idée selon laquelle nos vies appartiennent à Dieu, je récuse le conflit fondamental entre la volonté divine et la réflexion humaine. Trop souvent, au nom d'interdits religieux, on nie la réflexion. Tu es convaincu, Yves, de l'importance de donner à tes patients le dernier soin. Cet homme, tout prêtre soit-il, est convaincu de vouloir le recevoir. Rien ne t'arrivera dans l'au-delà, tu peux me croire !

Il se moque gentiment de moi. Nous rions tous les deux. Nous avons parlé maintes fois ensemble de « l'après ». À la maison, mes parents étaient convaincus que les bons allaient au paradis et les pécheurs, en enfer. J'y ai cru aussi, avant de me faire ma propre idée. Je n'ai pas de croyance, aujourd'hui, je suis agnostique. Quelqu'un qui ne sait pas. J'ignore ce qu'il peut se passer après la mort. Il n'empêche, mon éducation catholique vient encore parfois me rattraper, me faire douter. Heureusement, les paroles de mon oncle me rassurent.

Reste maintenant à savoir comment gérer l'opposition de la directrice de la maison de retraite. J'appelle le professeur M. Je l'ai rencontré au cours de ma formation à la fin de vie et aux soins palliatifs. Ses réflexions éthiques m'ont beaucoup apporté, je lui voue un profond respect, une grande confiance.

– Que faire si un patient demande la mort mais que la direction de l'établissement où il réside refuse ?

– La loi belge autorise l'euthanasie. Chacun est tenu de se conformer à la loi dès lors qu'un malade a affirmé son souhait d'être aidé à mourir.

Il a compris. Il me demande :

– Vous êtes confronté à cette situation ?

– Oui. Et je ne sais pas comment y remédier. C'est la première fois que cela m'arrive. Et la première fois que je pratiquerais.

– Je vais vous aider.

J'appelle alors mon confrère, le médecin de la maison de repos, où ne séjournent que des religieux très âgés.

– C'est d'accord.

Je ne sais pas franchement dans quoi je m'embarque, mais les dés sont jetés.

Il s'appelle Gaston. Père Gaston. Je frappe doucement à sa porte. La soixantaine, le visage rond, encore quelques cheveux sur le crâne. Il n'est pas très grand et son léger embonpoint lui confère un air extrêmement sympathique. Polo sur le dos, il est très décontracté. La maladie l'a pris dans les dernières années. Il se déplace encore, marche, passe des heures à son petit bureau à lire et à écrire. Il n'est pas moribond, mais les tremblements lui sont devenus de plus en plus insupportables. Il perd l'équilibre, il claudique. Son état se dégrade chaque jour un peu.

– *Enfin vous voilà ! Je vous attendais*, dit-il en m'accueillant dans sa minuscule chambre remplie de livres. *Vous allez m'aider à mourir, n'est-ce pas ?*

– *Oui, si vous entrez bien dans le cadre prévu par la loi.*

– *C'est tout vu.*

Et voilà, c'est enclenché. Je viens de dire oui. À peine ai-je prononcé ce mot que déjà, le père Gaston m'emmène sur une autre conversation. « Vous lisez quoi en ce moment ? » me demande-t-il. Je suis soufflé ! L'euthanasie n'est pas un sujet pour lui, il ne semble éprouver aucune contradiction entre cet acte et sa foi. Pour lui, tout cela coule apparemment de source, il est clair que je vais l'aider à mourir. Pour moi, c'est un peu moins évident. Je ne suis pas encore complètement à l'aise avec l'idée de mettre un terme à la vie d'un prêtre. Il faut que je lui pose la question qui me brûle les lèvres.

– Mon père, puis-je vous demander… Vous êtes un homme d'Église, l'euthanasie ne heurte-t-elle pas votre foi ?

– Il n'est pas question de ma foi, mais simplement de ma vie d'homme, de comment je souhaite la terminer. Vous souvenez-vous du pape Jean-Paul II, à la fin de son existence ?

Je revois tout à fait l'image du Saint-Père, courbé en deux, complètement cassé par la maladie de Parkinson, celle dont souffre le père Gaston. Je repense aussi à ce patient venu me consulter et dont le bras s'était bloqué à l'horizontal au moment où il avait voulu pousser la porte. J'avais dû appuyer dessus pour qu'il retrouve sa place. J'acquiesce.

– Je ne veux tout simplement pas finir ma vie comme lui, conclut Gaston.

Fin de la discussion. Quel personnage surprenant ! Il me fait penser à mon oncle. À cause de ses convictions, mais aussi de son visage. Quelque chose dans le regard. Je m'assois tout près de lui à son bureau et commence à éplucher son dossier médical. La maladie de Parkinson est à un stade relativement avancé. Son corps le fait souffrir, ses mouvements sont de plus en plus entravés. La raideur de ses muscles provoque des douleurs. Le père Gaston remplit les conditions pour bénéficier d'une euthanasie. Je le lui annonce.

– *C'est une bonne nouvelle !* répond-il.

– *Je dois encore m'entretenir avec la directrice de la maison de retraite. Ce n'est pas un secret : elle n'est pas favorable à l'euthanasie…*

Le père Gaston se met à rire.

– *Vous m'avez promis, Yves, vous m'avez promis !*

J'ai promis, effectivement. Il va donc falloir que j'y aille. Je demande au professeur M. de m'accompagner. La directrice nous reçoit dans son sinistre bureau. À contrecœur. Son visage est fermé. Ses petites lunettes lui donnent un air encore plus sévère, on dirait une directrice d'école catholique. Elle n'a aucune envie de parler d'euthanasie, encore moins avec le neveu du chanoine de Locht. Je ne me laisse pas décontenancer.

– *Le père Gaston, vous le savez, souhaite que nous l'aidions à mourir. Nous avons évalué son état de santé, l'avancement de sa maladie : il entre tout à fait dans les critères de la loi.*

– *C'est non. Il n'est pas question qu'un tel acte se produise dans l'enceinte de cet établissement.*

Elle n'a manifestement aucune envie de discuter. Je tente d'abord la méthode douce.

– *Vous savez que c'est sa volonté...*
– *C'est non*, me coupe-t-elle.

Mon confrère ne m'a pas menti. Cette femme est complètement bornée ! Enferrée dans ses convictions, elle ne veut rien entendre. Une telle attitude alors que l'on parle de la souffrance et de la liberté d'un homme me fait sortir de mes gonds.

– *Écoutez, Madame. Je respecte vos convictions. Il se trouve cependant que l'euthanasie est un acte légal en Belgique. Personne ne peut s'opposer à la volonté d'un patient. Vous-même êtes soumise à la loi belge, comme tout le monde. Vous êtes obligée d'accepter la demande de ce monsieur. Demande faite en toute conscience et à de multiples reprises. Nous n'allons pas pratiquer cet acte en cachette, nous allons le faire dans les règles de l'art, et vous allez donner votre accord.*

En m'entendant parler, je me surprends moi-même. Mon ton est ferme, inflexible. Moi qui suis d'ordinaire quelqu'un de calme et réservé, voilà que je tape du poing sur la table. La directrice en reste comme deux ronds de flan. Le professeur M., assis à mes côtés, réprime un sourire de satisfaction.

– *J'attends que vous me donniez la date à laquelle vous reviendrez*, maugrée enfin la directrice en nous indiquant la porte d'un vague geste de la main.

Elle ne peut se résoudre à donner son accord, mais elle ne peut pas non plus s'opposer à l'euthanasie. Bref, elle est condamnée à nous laisser faire… L'affaire est entendue : le père Gaston pourra être euthanasié. Il ne lui reste plus qu'à nous dire à quel moment il souhaite partir. Encore tremblant de colère, je sors du bureau sans me retourner. Nous avons gagné cette première manche. Avant de quitter les lieux, je passe voir Gaston dans sa chambre.

– *Tout est en ordre*, lui dis-je simplement.

Il sourit.

Les semaines suivantes, régulièrement, je viens lui rendre visite. À ses côtés, je ne vois pas le temps passer. Nous parlons de tout, mais jamais de religion. L'homme est ouvert, comme l'est mon oncle. J'admire son savoir, sa façon de le partager. J'apprécie son écoute, sa réflexion, sa grande culture. J'essaie de m'en inspirer pour ma pratique quotidienne de la médecine et dans ma vie plus largement. Il m'apprend par exemple à ne pas juger autrui. À son contact, je deviens à mon tour plus tolérant. Nous évoquons des sujets tels que l'homosexualité, le divorce, le fait que des catholiques, des croyants, n'aillent pas à la messe tous les dimanches. Lui-même m'impressionne dans son extrême liberté de penser.

Les mois passent. Déjà six ou sept se sont écoulés depuis notre première rencontre. Un soir d'hiver, à l'issue d'un de nos habituels échanges, le père Gaston me fait savoir que ça y est, il est prêt.

– *Nous le ferons avant la Noël, pour ne pas perturber ma famille*, m'annonce-t-il.

J'avais fini par presque oublier qu'un jour, il voudrait s'en aller. Et que ce serait à moi de l'aider. « Il va falloir que j'y passe », pensé-je immédiatement, un peu effrayé. Ce n'est quand même pas rien d'euthanasier une personne, ça reste donner la mort. Et puis j'ai noué une certaine amitié avec lui. Inconsciemment, j'en repoussais le moment. Je me disais même que cela n'arriverait peut-être pas. Et pourtant… Il fallait bien se rendre à l'évidence : la maladie avait gagné du terrain, le père Gaston déclinait. Les tremblements augmentaient, ses déplacements prenaient des allures de parcours du combattant. Même nos conversations, progressivement, se raccourcissaient, jusqu'à n'être plus que de brefs échanges. Ces derniers temps, il m'envoyait souvent des mails succincts : « Cher Yves, à quel moment allons-nous procéder à l'euthanasie ? » Tétanisé, je bottais en touche, je lui demandais s'il n'avait pas envie de vivre encore un peu. Non, il ne le souhaitait pas. Au contraire : plus les jours passaient, plus ses rappels se faisaient pressants. Insistants. Le père Gaston était arrivé au bout de son chemin.

Alors nous avons convenu d'une date.

Ce matin-là, il pleut. La rue Haute est encore plus sinistre que d'habitude. Mon sac sur le dos, abrité sous un porche, j'attends le professeur M. Mon confrère a accepté de m'assister. Il arrive, le même sac que moi sur le dos. Cette vision me fait sourire. On ressemble à deux Rapetou qui préparent un mauvais coup.

– *Ça va ?* me demande-t-il.

– *Non, pas très bien.*

Voilà deux nuits que je ne dors pas, mon dos est trempé de sueur. Je suis fébrile.

Nous restons un long moment sur le trottoir, devant la maison de repos. Aucun de nous n'a vraiment envie de pousser la lourde porte de cet endroit cafardeux. Quand nous nous décidons enfin à entrer, le vestibule verdâtre me paraît encore plus triste que d'habitude. La directrice sait que nous venons aujourd'hui. Nous ne nous sommes reparlé qu'à cette seule occasion : quand je lui ai communiqué la date choisie par le père Gaston. Nous nous sommes promis, avec le professeur M., de nous faire discrets. Surtout, pas d'esclandre !

– *Vous venez pour quoi ?* nous interroge la dame de l'accueil.

– *Pour voir le père Gaston*, réponds-je, sans hésiter ni m'étendre davantage.

Nous traversons les couloirs sans nous faire remarquer, en nous faufilant. Je redoute de croiser la directrice. Non pas que j'en aie peur, mais je suis suffisamment anxieux pour ne pas avoir à subir en plus son regard acrimonieux. Nous avançons, le cœur battant, jusqu'à la petite chambre du père Gaston. L'ambiance est tout à fait différente. Tout y est impeccablement rangé, les livres sont parfaitement alignés dans la bibliothèque. Une petite musique, du classique, se fait entendre en fond sonore. Mélomane, le prêtre a lancé un des disques qu'il préfère. Serein, il se tient au milieu de la pièce. Il s'est rasé, a revêtu une chemise décontractée. L'infirmier de l'établissement est là aussi. Bravant les risques et la directrice, il a spontanément proposé de venir nous aider à installer la perfusion. Après avoir échangé quelques banalités, je me résous à poser au père Gaston l'incontournable question :

– Vous êtes sûr que c'est ce que vous voulez ?
– J'en suis sûr !

Le père Gaston s'éclipse alors dans la salle de bains. Je l'entends se brosser les dents. Pendant ce temps-là, mon confrère le professeur M. s'isole dans la petite cuisine pour préparer le produit qui sera injecté. Tout est dans son sac, il est allé chercher ce dont il avait besoin à la pharmacie le matin même. Je reste seul avec l'infirmier. Nous parlons de la pluie qui n'en finit pas et que l'on entend battre sur le carreau de la chambre.

Bientôt, Gaston sort de la salle de bains, ajuste le col de sa chemise. Il s'allonge. Il est prêt, il nous tend son bras droit. L'infirmier lui remonte délicatement les manches. Tâte à divers endroits. Puis, il prend le bras gauche. Y noue et dénoue le garrot. Tapote l'intérieur du coude. Les veines de Gaston sont fines comme des fils à coudre, très difficiles à trouver. Nous tâtonnons. L'émotion que je ressens ne m'aide pas. Le lit, collé au mur, ne nous facilite pas la tâche. Aussi, nous décidons de le tirer vers le milieu de la pièce afin de pouvoir en faire le tour et d'avoir accès sans encombre aux deux bras de notre patient. L'aiguille est si petite… Il est indispensable qu'elle soit correctement plantée dans la veine. Sinon le produit que nous allons injecter provoquera des douleurs.

Enfin nous trouvons la bonne veine. Le prêtre ne dit rien, je vois son regard bienveillant se poser sur nous. Je sens mon cœur battre de plus en plus fort dans ma poitrine. Nous n'avons pas de trépied pour suspendre la poche de perfusion. J'observe la pièce attentivement, envisageant chacun des meubles et des objets. Le lustre, non, trop haut. La lampe de chevet non plus, trop basse. Je jette mon dévolu sur un petit lampadaire. Voilà qui fera un parfait pied de perfusion ! J'y accroche la poche. J'observe mon installation. Tout est prêt. Nous demandons une fois encore au père Gaston si mourir est bien ce qu'il souhaite. Sa détermination n'a pas faibli. Son visage est toujours serein. Je m'assieds un instant à ses côtés, sur le lit, lui dis au revoir. Il ne répond rien. J'ouvre alors le robinet de la perfusion. Le liquide transparent coule entre les parois du tuyau et entre dans les veines du père Gaston. Il s'endort presque aussitôt, un léger sourire aux lèvres.

Le silence se fait profond. Même la pluie semble avoir cessé. Je sens la main du professeur M. se poser sur mon épaule. Ce simple geste me fait chaud au cœur. Il sait combien j'étais perturbé il y a encore quelques minutes. Sans bruit, nous retirons la perfusion, baissons les manches de la chemise du père Gaston jusqu'à ses poignets, rangeons tout le matériel, puis nous nous installons à son bureau pour remplir les papiers nécessaires. Sur le certificat de décès, nous inscrivons « mort naturelle ». C'est ainsi en Belgique. Un à un, nous complétons les documents demandés par la commission de contrôle, qui va étudier les modalités de cette euthanasie et vérifier que nous avons bien respecté toutes les règles. Le père Gaston a souhaité faire don de ses organes à ceux qui pourraient en avoir besoin. Des représentants de la clinique universitaire Saint-Luc viendront chercher sa dépouille dans la journée. Jusqu'au bout, cet homme aura été généreux et surprenant.

Un dernier regard au père Gaston et nous quittons sa chambre. Tout est allé très vite : à peine l'injection terminée, il nous a quittés sans aucune douleur. J'ai le cœur lourd. Nous ne nous disons toujours rien. Mon père m'a toujours dit que les hommes ne pleuraient pas, je ne vais pas commencer maintenant !

Le professeur M. et moi traversons rapidement les couloirs, sans croiser personne. Je me demande bien ce que peut faire la directrice en ce moment !

Je ne suis pas mécontent de sortir de cet endroit que je n'ai jamais aimé et de respirer l'air frais. Je viens de pratiquer ma première euthanasie, je ne l'oublierai jamais. Je suis triste, certes, mais je ne me sens pas dans la peau d'un bourreau : j'ai aidé quelqu'un qui me l'avait demandé. Je l'ai fait par conviction, en pleine conscience. Je ne suis pas une victime. La présence du professeur M. m'a permis de tenir. Dorénavant, chaque fois que j'aurai à pratiquer un tel geste, je le ferai en équipe. C'est important, pour des raisons médicales, mais aussi pour des questions de soutien moral. Je ne suis pas sûr que, seul, je pourrais y arriver.

Dehors, il pleut encore. La rue Haute est toujours aussi grise. Le professeur M. et moi nous regardons un instant, nous nous saluons, puis nous séparons. Je pourrais rentrer chez moi, mais je n'y parviens pas. J'ai besoin de me vider l'esprit, qui est rempli d'images, de souvenirs, de questionnements. Les heures qui viennent de s'écouler tournent en vitesse accélérée dans ma tête, je revisionne chacun de nos gestes, chacune de nos expressions. Je revois le visage du père Gaston. Tout cela a été difficile, moralement et physiquement. Je suis soulagé que ce soit passé – et bien passé. Assis derrière le volant de ma voiture, je reste un long moment avant de mettre le contact. Il faut que je roule. Je ne sais pas où je vais, mais j'y vais. Combien de kilomètres ai-je pu parcourir ce soir-là ? Combien de temps ai-je pu rouler ? Je n'en ai pas la moindre idée. Je n'étais pas capable de faire autre chose à ce moment-là. Je voulais simplement voir la mer.

– 2 –

Vocations

J'aurais pu devenir prêtre. J'ai même longtemps pensé que c'était mon destin, ma vocation. Toute mon enfance, j'ai baigné dans un environnement très catholique et pratiquant. Chaque dimanche, avec mes parents, mes deux frères, mes trois sœurs, nous allions à la messe. Avant chaque repas, nous prononcions une courte prière à table. Ensuite, chaque soir, nous nous retrouvions toutes et tous au salon, à genoux, pour rendre grâce à Dieu. Mon père avait des convictions catholiques affirmées, qui n'ont fait que se renforcer jusqu'à la fin de sa vie. Il était aussi strict dans le cadre privé que professionnel : avocat, il refusait de traiter la moindre affaire de divorce. Ce que Dieu a uni, que l'homme ne le sépare pas ! Un jour, je m'étais aventuré à lui demander ce que signifiait le mot « amant », qui était arrivé à mes oreilles par je ne sais quel biais méphistophélique. « Tu n'as pas à poser cette question », m'avait-il répondu. Jeune homme, alors que je fréquentais tout juste celle qui allait devenir mon épouse, il m'avait dit : « Tu as donné la main à cette femme, tu dois l'épouser ». Je n'avais pas discuté. Je ne discutais jamais ce que disait mon père. Je m'étais donc marié séance tenante !

Nous étions dans les années 1950-1960, la religion irriguait encore énormément la société et ses règles. Enfant de cette époque, je m'imaginais rejoindre les ordres. Je pensais que j'étais fait pour ça et que cela ferait plaisir à mon père. Arrivé à l'adolescence, j'ai changé mes plans de carrière. Être prêtre exigeait trop de sacrifices. Je me suis dirigé tout naturellement vers la médecine. Je voulais être à l'écoute de celui qui souffre. Depuis que j'exerce, je me répète chaque jour la même règle fondamentale : il faut essayer de se mettre à la place du patient. Systématiquement, lorsqu'on me consulte, je m'interroge : « Que ferais-je si j'étais dans sa situation ? » Je n'ai pas à me forcer, c'est quelque chose d'inné chez moi : j'ai de l'empathie. Depuis toujours, j'aime le contact avec les autres, j'aime écouter. Ce penchant que j'ai depuis l'enfance ne m'a jamais quitté.

À 18 ans, après le lycée, j'ai donc commencé des études de médecine. J'étais, au départ, attiré par la psychiatrie. Seulement, je n'étais pas sûr de tenir le choc : j'étais quelqu'un d'un peu fragile nerveusement et j'ai eu peur de ne pas résister à ce que j'allais entendre et voir. De façon évidente, je me suis tourné vers la médecine générale. Dans cette discipline, c'est l'être humain dans toute sa dimension que l'on traite, et non pas seulement un organe ou une partie du corps, comme dans certaines spécialités. Et puis le contact avec les patients y est fabuleux. Il se noue de véritables liens entre un généraliste et ses malades. Le généraliste, c'est un peu le bon père de famille. Je m'efforce de toujours répondre avec bienveillance aux sollicitations de mes patients. J'aime cette relation suivie entre nous. Nous nous voyons mutuellement évoluer, grandir, vieillir, nous assistons aux joies et aux tristesses, aux naissances, deuils, mariages, aux divorces, à toutes ces étapes qui constituent une vie. On confie tout à son généraliste… un peu comme à un prêtre !

Au bout de neuf années d'études, j'ai obtenu mon diplôme de médecin à la faculté universitaire de Louvain. C'était un grand jour. J'étais tellement fier de moi : enfin on pouvait m'appeler « docteur » ! Je pensais être devenu un homme tout-puissant. Capable de soigner et de guérir tout le monde. Je suis assez vite retombé de mon nuage. Le temps, la pratique quotidienne, la rencontre de la maladie effacent très vite ce sentiment de supériorité.

À peine marié et père de deux jeunes garçons, à 27 ans, j'ai ouvert mon premier cabinet à Bruxelles. C'était en 1972 et encore aujourd'hui, je soigne des patients qui venaient me voir à mes débuts. Il y a, par exemple, cette dame de 90 ans et sa fille à qui je continue de rendre visite chaque semaine. Elles vivent sur le même palier, l'une en face de l'autre, dans un immeuble du centre de Bruxelles. Pas un samedi ne passe sans que je n'aille les saluer. Je me déplace rarement, à part pour ces deux femmes. La majorité des patients viennent à mon cabinet, dans la banlieue de Bruxelles. J'ai vieilli, je n'aime plus trop me rendre à leur domicile…

La maman nonagénaire ne souffre que des affres de la vieillesse et mes consultations ressemblent davantage à des visites de courtoisie qu'à des visites médicales. Je passe vingt à trente minutes avec elle, je prends de ses nouvelles, je l'emmène marcher dans le couloir. Si elle souffre trop de ses rhumatismes, je lui administre une petite piqûre d'anti-inflammatoire pour l'aider à supporter ses maux. Pendant tout ce temps, nous parlons. Elle adore me raconter de vieilles anecdotes sur le Bruxelles d'autrefois, sur Jacques Brel, sur le père de Johnny Hallyday qu'elle a rencontré à l'époque. Sa fille, elle, a traversé une grave affection. Elle n'a pas été épargnée par la vie. Mais elle garde le sourire. Elle est suivie dans un hôpital réputé de la ville, mais je reste son médecin traitant pour les petits tracas du quotidien, ceux du corps abîmé par la maladie, ceux de l'âme maltraitée par l'existence. Ces deux femmes résument ce pourquoi je continue à exercer, alors même que j'ai passé l'âge de la retraite : le contact, l'échange. Je ne leur demande pas un centime pour ces visites. Leur sourire vaut tous les honoraires. Quand je quitte leur appartement, j'ai l'impression d'avoir été utile, de servir encore à quelque chose.

J'adore mon métier de généraliste. C'est ça, d'ailleurs, mon vrai métier. J'ai ralenti la cadence il y a quelques années, lorsque j'ai fêté mes 65 ans, j'ai décidé de ne plus consulter que quatre matinées par semaine. C'est bien assez pour moi aujourd'hui. D'autant que j'ai de nombreuses activités en parallèle. Mon esprit s'ennuie lorsqu'il est pris dans la routine. J'ai toujours envie d'explorer des mondes que je ne connais pas, besoin de voir d'autres choses, rencontrer de nouvelles personnes, comprendre ce qui se passe ailleurs. Et toujours d'aider les autres. C'est la seule routine que j'accepte.

C'est étrange à dire, mais quelque chose en moi fait que je suis « attiré » par la souffrance. Ce n'est pas morbide. Cela me donne au contraire de la force. Je me sens capable d'aider les personnes en détresse.

C'est dans mon caractère, certes. Mais c'est aussi lié à mon métier, où l'on est sans cesse confronté à la douleur, à la mort.

Très vite, j'ai compris qu'aucune souffrance n'est plus importante qu'une autre. Impossible pour moi de les classer et de décréter qu'untel souffre plus qu'untel. Au cabinet, j'avais l'habitude d'apaiser les douleurs physiques. Au Centre de prévention du suicide, j'ai été confronté à quelque chose de beaucoup plus pernicieux, beaucoup plus difficile à saisir et à évaluer : le mal-être psychique. J'y ai été bénévole quelques années. Je passais des journées, des nuits entières, à l'écoute de personnes tellement usées par la vie qu'elles étaient prêtes à commettre l'irréparable. C'est un de mes amis qui m'avait parlé de cette permanence téléphonique. Aussitôt, j'ai eu envie de m'impliquer, j'ai tout de suite senti que c'était une mission que je pouvais assurer.

J'ai commencé par écouter les répondants, par les observer. Puis, après m'être entraîné à répondre grâce à des jeux de rôle, au bout d'une formation de plusieurs semaines, je suis devenu moi-même répondant aux nombreux appels téléphoniques. Il restait encore peut-être une once d'espoir à laquelle se raccrochaient les appelants qui composaient notre numéro. Les échanges étaient poignants. Nous ignorions nos identités respectives, nous ne connaissions de l'autre que le son de sa voix et ce qu'il nous disait de lui. J'écoutais longuement les parcours de vie cabossés, les tourments des âmes, les souffrances trop longtemps endurées et qui finissent par devenir insupportables. Cet homme qui a perdu son boulot, son épouse, son logement. Cette femme qui ne se remet pas du décès de son fils. Cet ado mal dans sa peau. J'essayais de rassurer tous ces appelants, de les réconforter, de leur redonner confiance. Certains nous disaient qu'ils allaient réfléchir, parce que l'échange leur avait fait du bien, d'autres nous rappelaient à plusieurs reprises. Comme avec mes patients, je tentais toujours de me mettre à leur place avant de leur répondre. J'espère les avoir aidés. Une fois seulement, j'ai échoué.

– *Vous ne pouvez rien pour moi*, me répétait la personne à l'autre bout du fil, malgré mes adjurations et mes conseils.

Puis elle a raccroché. J'ai su plus tard qu'elle avait malheureusement mis fin à ses jours.

Cela peut sembler contradictoire de vouloir sauver des vies alors que d'autres fois, j'aide à y mettre fin. Je crois au contraire que c'est le même processus : celui qui consiste à abréger la souffrance, que ce soit par la parole ou par la médecine. Dans tous les cas, je donne des soins. Simplement, il arrive que ce soit le dernier.

Cette capacité d'écoute, je l'ai aussi mise au service des détenus de la prison de Nivelles, un établissement pénitentiaire proche de chez moi. Pendant des années, j'y ai passé régulièrement des journées, en cellule. Un de mes patients m'avait raconté qu'il était conseiller moral laïque là-bas.

– *Qu'est ce que cela veut dire ?* l'avais-je interrogé.

– *Nous sommes un groupe de bénévoles qui rend visite aux détenus qui le souhaitent. Ils nous sollicitent et nous venons discuter avec eux, en tête à tête, de sujets qui les préoccupent.*

Immédiatement, je m'étais dit : « Pourquoi pas moi ? » La mission me plaisait bien, je la trouvais tout à fait dans mes cordes. Je n'avais à l'époque jamais franchi les portes d'une prison. La première fois, j'ai eu très peur : le bruit, les cris, les grilles qui vous écrasent de toute leur hauteur, les barreaux énormes… J'y ai vu aussitôt une certaine ressemblance avec la maladie, qui vous enferme, vous isole, dans un monde effrayant, avec ses bruits, ses cris, ses grilles et ses verrous.

Les rencontres ont lieu dans les cellules. J'ai beau savoir qu'à la fin de la journée, je ressortirai libre, la sensation des portes qui se referment reste glaçante. Nous sommes toujours deux conseillers face à un détenu. Comme le prêtre ou l'imam, que nous croisons régulièrement, nous sommes là pour écouter, certainement pas juger. La justice s'en est déjà chargée. Je dois avouer que cela demande au préalable un sacré travail sur soi, un bel effort de tolérance. J'ignore ce qui a conduit ces gens ici, cela ne me regarde pas. Je sais que beaucoup ont tué, par accident ou volontairement. L'un m'a confié comment sa vie a basculé en une nuit d'ivresse. Il s'était saoulé jusqu'à plus soif et, au matin, un homme était mort de ses mains. Depuis, il passait ses jours à l'ombre.

Je ne pose jamais de questions. Je me contente d'échanger, sur des petites bricoles du quotidien ou des considérations plus élevées et générales. J'accepte la partie d'échecs qu'on me propose. J'essaie d'apaiser. Beaucoup ont une immense colère en eux. Peut-être parce qu'ils ont le sentiment de ne pas être entendus ? Il y a là encore un parallèle saisissant avec les malades français qui viennent me voir : eux aussi sont en colère, eux non plus n'ont pas été entendus par leur médecin. Tous ont besoin d'une écoute attentive, que je prends le temps de leur accorder. Souvent, on me demande si je suis l'aumônier de la prison. Le ministère religieux semble décidément me coller à la peau !

Au bout de quelques années, j'ai arrêté ma mission de conseiller laïque, sans pour autant sortir de la prison. J'ai intégré la commission de surveillance du même établissement, à Nivelles. J'en ai assuré, pour quelques mois encore, la présidence. Je n'ai plus le même contact avec les prisonniers. Notre rôle, à la commission, était de veiller sur les droits des détenus, nous leur servions de relais avec la direction du pénitencier lorsqu'ils estimaient que leurs droits avaient été bafoués. Un parloir refusé, une permission non accordée, une demande de remise de peine : c'était par nous que tout cela passait. Nous nous réunissions une fois par mois pour étudier les demandes qui nous étaient adressées et jouer les conciliateurs. Ces jours-là, quand je sortais de la prison, je me sentais serein. Mon action sur cette terre n'aura pas été vaine.

J'aime beaucoup sortir de mon rôle de médecin, faire d'autres choses. Je trouve dans ces activités bénévoles un certain équilibre. À côté de mes différents engagements où j'essaie de me mettre à disposition de l'autre, il m'arrive de pratiquer l'euthanasie. Les Français pensent que je ne fais que ça, que mon métier, c'est d'euthanasier les gens. La presse a même parlé de moi comme d'un « euthanologue ».

Quel terme affreux ! J'en ai été très peiné. J'ai coupé mon téléphone vingt-quatre heures durant. Ce n'est pas moi, ce n'est pas ce que je suis, ce n'est pas ce que je fais. L'euthanasie n'est vraiment qu'une toute petite partie de ma vie, qu'un aspect de ma profession de médecin. Il s'agit d'un soin, du dernier soin, que je prodigue quelquefois. Et certainement pas une fois par mois, comme le dit la rumeur en France ! J'en serais tout bonnement incapable, ce serait bien trop lourd à porter. Si j'aide à mourir plus de dix personnes par an, c'est bien le maximum.

Je ne sais pas comment toutes ces fausses idées se sont répandues. Je crois qu'il y a beaucoup d'incompréhension, d'ignorance peut-être même. Le problème me semble mal posé en France. Je m'explique : pour pouvoir prétendre à une aide à mourir chez vous, il faut déjà avoir un pied dans la tombe, être en toute fin de vie, en phase terminale d'une maladie grave et incurable. Celui qui n'est pas moribond n'est pas admis en soins palliatifs, il ne peut recevoir de sédation profonde et continue. Ainsi, tous ceux qui sont atteints de la maladie de Charcot, de la maladie de Parkinson, d'une pathologie neurodégénérative, d'un cancer en récidive, par exemple, sont exclus. Peu importe qu'ils soient en grande souffrance, peu importe qu'ils soient arrivés au bout de ce qu'ils pouvaient endurer. Ils sont paralysés, l'étouffement les menace, la dépendance ne leur autorise plus aucune dignité. Et pourtant, on leur dit qu'ils n'ont pas encore « atteint la phase terminale de leur maladie ». Autrement dit, qu'ils n'ont pas assez souffert, qu'ils sont loin d'être morts. Mais à quoi cela va servir d'attendre encore six mois ? Si ce n'est à accentuer les souffrances. C'est inhumain.

J'aimerais que mes détracteurs assistent à une consultation avec une personne qui souhaite en finir avec sa maladie. Peut-être comprendraient-ils alors. Il faut avoir vécu la souffrance dans sa chair, dans son cœur, avoir vu un proche très gravement malade pendant des mois, des années, pour comprendre. Quand on sait, on voit les autres autrement. J'ai vécu ces souffrances, je m'estime parfaitement placé pour savoir le calvaire qu'elles représentent. La mort fait partie de mon métier. Elle a été omniprésente dans ma vie personnelle. Les expériences douloureuses qui l'ont émaillée, les deuils, la maladie, n'ont fait que renforcer ma conviction qui veut qu'un médecin se mette à la place de son patient avant de juger ce qui est bon ou pas pour lui.

Je ne suis pas un militant acharné de l'euthanasie. On me reproche de trop employer ce terme d'ailleurs. Cessons d'avoir peur de ce mot ! Je suis un homme simple, un « petit docteur » qui estime que soigner, ce n'est pas seulement et uniquement prescrire des médicaments. Soigner, c'est entendre, parler, soulager. C'est le sens même de mon engagement. C'est au cœur de ma pratique de médecin. De ma vocation.

C'est peut-être aussi une forme de culpabilité de ma part. Je crois que j'ai un irrépressible besoin de me rattraper aux yeux de ma famille. Je n'ai pas suivi le schéma classique, celui qu'on attendait de moi. Je me suis séparé, j'ai élevé mes garçons seul après le décès brutal de leur maman. Souvent, j'ai été observé, scruté, jaugé. Je me suis senti jugé par ma famille.

« Tu es différent de tes frères et sœurs », me disait souvent ma mère. Elle ne m'a pas réprimandé lorsqu'elle a su que je pratiquais des euthanasies. Je crois même qu'elle pensait que ce n'était pas si mal. Elle était plus ouverte que mon père. S'il était toujours en vie, nul doute que j'irais le voir pour lui poser des questions, essayer de dialoguer avec lui. Ce qui n'a jamais été facile… Peut-être m'aurait-il aidé à comprendre pourquoi les opposants à l'euthanasie sont tellement virulents. Je lui aurais, de mon côté, expliqué pourquoi je prodigue les derniers soins. Mon père compte toujours beaucoup pour moi. Je ne partage pas toutes ses convictions, mais il m'a inculqué des valeurs morales fondamentales, qui me guident encore aujourd'hui. La persévérance dans l'effort, entre autres choses. Je me souviens qu'un jour, à un retour de quelques jours de congé, il m'attendait de pied ferme : « N'as-tu rien de mieux à faire que de prendre des vacances ? » m'avait-il alors reproché. Souvent inaccessible, il savait aussi parfois se montrer très sensible et très proche de ses six enfants. Il aimait les longues marches dans le silence des cimes alpestres. Chaque année, nous partions tous ensemble à la montagne, pendant son unique semaine de vacances. Nous randonnions à ses côtés. Avec mes frères et sœurs, nous nous disions que jamais nous n'atteindrions le sommet, bien trop haut, bien trop loin. Notre père nous disait alors : « Il ne faut pas réussir pour entreprendre ». Et nous marchions. Mon père me manque.

– 3 –

Le jour où mon frère Pierre m'a ouvert les yeux

La souffrance ne prévient jamais. Un jour tout va bien, le lendemain, elle vous tombe dessus, d'un coup. Cet après-midi de 1992, non seulement elle surgit dans ma vie, mais elle fait de moi son messager. Voilà des heures que je tourne en rond, à retarder le moment d'aller retrouver Pierre, mon frère. Il m'attend, nous avons rendez-vous. J'y vais à reculons. Je n'arriverai jamais à lui dire… Depuis des semaines, il se plaint d'une fatigue inexplicable. Il a insisté pour que je l'examine et que je lui fasse une prise de sang. J'ai rechigné : je refuse de soigner ma famille. C'est une ligne que je ne veux pas franchir, par peur de manquer d'objectivité, de me tromper et de ne pas supporter le poids de la culpabilité. J'ai fini par abdiquer avec Pierre, il y a quelques jours.

Nous avons, lui et moi, une relation particulière. Nous étions une fratrie de six, trois garçons et trois filles. Je suis le deuxième, Pierre le quatrième. Une dizaine d'années nous séparent, pourtant, nous sommes les plus proches. Encore plus depuis le décès brutal de ma première épouse, la mère de mes deux jeunes fils, cinq ans auparavant. Nous ne vivions plus ensemble à l'époque. Dominique avait refait sa vie. Un matin, elle est entrée à l'hôpital pour une banale opération. Trois jours plus tard, elle mourait, des suites d'une terrible erreur médicale. Ce fut un choc immense. Après ce drame, mes enfants, orphelins de mère, pas encore adolescents, sont venus habiter chez moi. Pierre est immédiatement venu me seconder à la maison. Il était là tous les jours. Il m'aidait à m'occuper de mes fils, il allait les chercher à l'école quand je terminais trop tard au cabinet, il cuisinait pour nous.

Les résultats de cette fichue prise de sang me sont parvenus ces jours-ci. Ils sont mauvais. Pierre a le sida. Nous sommes au début des années 1990, les professeurs Luc Montagnier et Françoise Barré-Sinoussi viennent tout juste de découvrir le virus de l'immunodéficience humaine, le VIH. Il n'existe aucun traitement efficace pour l'heure, et tous ceux qui contractent le virus meurent rapidement et dans d'atroces souffrances. La médecine est impuissante.

Je ne peux pas me résoudre à voir mon petit frère finir dans un tel état un jour.

Comment vais-je le lui annoncer ? Se doute-t-il de quelque chose ? Pierre est homosexuel. Il vit avec son compagnon depuis quelque temps, à Bruxelles. Mon frère a vu nombre de ses amis emportés par le sida ces dernières années. Il conserve tous les faire-part de décès, découpe les avis dans les journaux. Il sait parfaitement ce que représente cette maladie.

Lorsque je le retrouve enfin chez lui, je le trouve amaigri, les traits tirés. Je m'assois face à lui. Impossible de tourner autour du pot. Mon ton et mon visage crispé en disent déjà long sur ce que je m'apprête à lui annoncer.

– J'ai reçu les résultats de ta prise de sang, Pierre.

– Et… ?

– Et… tu as contracté le virus du sida. Tu es séropositif. Je suis désolé…

Je n'en dis pas plus. Notre complicité nous permet de nous comprendre sans avoir besoin de parler. Pierre m'a toujours confié ses secrets. C'est à moi qu'il a annoncé, en premier, son homosexualité. J'étais jeune médecin et imprégné des idées de ce milieu catholique conservateur et souvent peu ouvert, j'ai mis quelques jours avant d'assimiler la nouvelle. Par sa différence, mon frère m'a aidé à mieux intégrer ces qualités indispensables pour un professionnel de santé : l'ouverture d'esprit, la compréhension de l'autre, l'absence de jugement.

Le visage de Pierre reste paisible. Il secoue la tête, comme pour montrer qu'il comprend ce que je viens de lui dire. J'ai une boule énorme dans la gorge, le ventre noué. Le jeune médecin fier de lui et persuadé de pouvoir guérir tous les malades est loin derrière moi. Nous nous regardons en silence. Nous ne pleurons pas. Au contraire, nous décidons de nous battre, ensemble : il me promet qu'il va lutter pour essayer de s'en sortir le plus longtemps possible. Je serai son médecin traitant. J'ai très peur, je m'efforce de ne pas le lui montrer. Je connais l'évolution inéluctable de la maladie. Pierre sait qu'il va devoir commencer un traitement très lourd, que son corps va difficilement tenir le choc. Qu'il va nécessairement souffrir. Combien de temps cela va-t-il durer ? C'est bien la seule inconnue.

Les semaines passent à une vitesse folle. Et en même temps, très lentement, paradoxalement. Comme si la douleur étirait les journées. Chaque jour, Pierre s'astreint à avaler pas moins de quinze pilules. Sa salle de bains s'est transformée en une véritable officine de pharmacie, il y a des boîtes de médicaments plein l'armoire. Sa trithérapie, mais aussi des antidouleurs, des cachets pour lutter contre les troubles digestifs, effets secondaires des molécules qu'il ingère. Sachant très bien qu'à cette époque il n'y a pas encore de traitement valable, je me demande souvent à quoi rime tout cela : l'état de Pierre ne cesse de se dégrader. Il n'a plus que la peau sur les os, les mouvements lui sont devenus tous extrêmement pénibles. Il tient à peine debout. Pourtant, toujours très courageux, je le vois débarquer de temps en temps à mon cabinet, sa frêle silhouette cachée derrière un magnifique bouquet de fleurs. Pierre aime les fleurs. Il trouve qu'elles rendent les lieux plus chaleureux. Et puis elles s'accordent à son caractère, très attentionné. Le dimanche midi, quand nous nous retrouvons pour déjeuner chez notre mère, il a toujours un bouquet pour elle. Quand il vient me voir, je suis chaque fois touché par son geste et effrayé par son allure de squelette ambulant.

Les visites à mon cabinet se sont espacées. Puis, elles ont fini par cesser. Pierre a beau lutter, résister tant bien que mal, le virus est le plus fort. Il cloue mon frère dans un fauteuil, puis dans son lit. C'est moi qui vais le voir, désormais, chez lui, puis à l'hôpital où il fait de fréquents allers-retours. Au bout de quelque temps, il ne peut même plus quitter sa chambre. Il est devenu grabataire, hospitalisé dans un service réservé aux malades du sida. Pas un jour ne passe sans que j'aille lui rendre visite. Je déteste arpenter les couloirs affreux de cet établissement. Tous ces hommes, ces femmes, jeunes, vieux, au corps décharné, cadavérique… Près de vingt ans plus tard, je les revois encore crûment. Ils me hantent. Pierre était l'un d'eux. Incapable de marcher, incapable de parler.

Un soir, alors que je me penche au-dessus de mon frère pour l'embrasser avant de partir, je l'entends murmurer quelques mots. Il articule péniblement, je tends l'oreille.

– *Yves, s'il te plaît, fais quelque chose. Fais ce qu'il faut…* me souffle-t-il, à bout de force.

Inutile de lui demander d'être plus précis. Je sais ce qu'il veut dire. Je pense la même chose. Tous les deux, nous savons. Mais que puis-je bien faire exactement ? Je ne suis pas médecin dans cet hôpital, l'euthanasie n'est pas autorisée en ce début des années 1990. Certains soignants aident, de temps en temps, sous le manteau, des patients très malades, en toute fin de vie, à partir. Tout le monde le sait, personne ne le dit.

Je quitte la chambre de Pierre la gorge nouée. Mon frère m'a demandé un ultime service, un ultime soin.

J'ai vécu sa lente dégradation, j'ai souffert avec lui, souffert pour lui. Je n'ai pas besoin de me demander ce que je ferais à sa place, ce que serait mon désir le plus brûlant : je voudrais en finir au plus vite. Je n'en mène pas large lorsque je franchis le seuil de la salle où se réunit l'équipe soignante. Comment présenter la chose aux médecins qui suivent Pierre ? Ne pas les mettre dans l'embarras, ni dans l'illégalité. Ne pas me faire jeter hors de l'établissement.

– *Bonsoir, chers confrères. Je suis le frère de votre patient Pierre de Locht. C'est moi qui l'ai suivi médicalement jusqu'à son arrivée ici, je suis aussi son généraliste.*

Les médecins me connaissent. Je les ai vus s'occuper, avec toute l'humanité possible, de mon cadet et de tous les autres malades ici. Ce sont des hommes dévoués à leurs patients.

– *Pierre souffre le martyr. Les médicaments n'y font rien. Nous savons tous que ce n'est plus qu'une question de jours pour lui. Peut-être pourriez-vous accélérer les choses…*

Je guette leurs réactions : aucune marque d'indignation. Toujours des expressions paisibles et humaines.

– *Ce n'est pas dans nos habitudes de laisser souffrir nos patients*, me répond l'un des médecins.

Il n'en dira pas plus. Ce n'est pas la peine. J'ai compris. Je suis soulagé et tellement reconnaissant. Ma tristesse reste immense, je suis en train de perdre l'un des êtres qui m'est le plus cher au monde, mon petit frère. Malgré tout, l'idée de savoir que ses souffrances trouveront bientôt leur terme m'apaise considérablement.

Pierre est décédé, deux jours plus tard. J'ignore ce qu'il s'est passé. Ce que les médecins ont fait ou n'ont pas fait. Je présume que des doses de morphine plus importantes lui ont été administrées. Ou des somnifères. Je ne sais pas. Et puis, qu'importe. Malgré ma peine, j'aurais simplement souhaité que cela soit plus rapide, j'espère qu'il n'a pas trop souffert.

Avant de partir, Pierre m'a fait un cadeau, peut-être le plus précieux qui m'ait jamais été offert : la chevalière qui ne quittait jamais sa main. Il l'avait fait créer spécialement par un bijoutier. Elle représente les armoiries de notre famille, des anneaux et un sanglier. La bague est aujourd'hui toujours à mon doigt. Mon frère est ainsi avec moi, chaque jour qui passe. Lorsque je doute, je la regarde pour me souvenir combien la souffrance est intolérable et combien j'ai raison de « faire ce qu'il faut » moi aussi quand on me le demande. Pour ne plus jamais voir le visage de douleur de mon frère.

Le destin tragique de Pierre a de nouveau ébranlé ma certitude de médecin qui devrait à tout prix soigner jusqu'au bout du bout. Un pas supplémentaire vers cette conviction qu'il est nécessaire d'abréger les souffrances quand elles ne sont plus tolérées, ni tolérables. La vision cauchemardesque de mon frère déambulant comme un cadavre parmi d'autres cadavres dans des couloirs sinistres n'a fait que me conforter dans l'idée qui, petit à petit, s'installait en moi : on ne peut pas laisser des personnes dans un tel état quand la médecine et les médecins ne peuvent plus rien.

Pierre n'avait que 40 ans. J'ai perdu un frère, un ami, un confident. De six frères et sœurs, nous sommes passés à quatre. Cinq ans plus tôt, un autre drame était venu frapper notre famille. Le 1er août 1987, ma sœur cadette Anne, la troisième de la fratrie, fêtait ses 40 ans. Ce devait être un jour de joie. Avec son mari et ses trois enfants, nous tous étions réunis pour souffler avec elle ses bougies. À la fin du repas, Anne, fatiguée, se leva de table.

– *Je ne me sens pas bien, je vais aller me reposer un moment.*

Ce furent ses dernières paroles. Anne ne s'est jamais réveillée de sa sieste. Elle a sombré brutalement dans le coma, sans aucune raison médicalement explicable. Transférée à l'hôpital, elle nous quittait un mois plus tard. A-t-elle succombé à une rupture d'anévrisme ? Un problème cardiaque ? Nous n'avons jamais compris.

La mort brutale, la maladie, la souffrance physique ou psychique : j'y ai fait face très tôt. Mon ex-femme, ma sœur, mon frère… Cela ne me donne aucune supériorité sur quiconque. Je ne compare pas les souffrances, chacun y est confronté, chacun les surmonte comme il peut. Chacun a le droit de se plaindre. Simplement, je pense que ce passé particulier me permet de comprendre ce qui peut se tramer dans la tête de quelqu'un qui vit un drame, parce qu'il est gravement malade ou parce qu'il accompagne une personne gravement malade. Je sais aussi qu'il y a un moment où ce n'est plus acceptable. Bien sûr, il n'existe aucune échelle de l'acceptable ou de l'inacceptable, chacun éprouve les choses d'une manière qui lui est toute personnelle. Deux personnes qui souffrent de la même pathologie n'ont jamais le même ressenti, l'une voudra en finir tandis que l'autre se dira qu'elle peut continuer à vivre ainsi. C'est le patient qui fixe les règles, et pas le médecin. Et contrairement à ce qu'on pourrait croire, ce dont souffrent le plus les patients, c'est de leur perte d'autonomie et de dignité. Ce n'est pas la douleur physique qui provoque le plus de mal, c'est plutôt ce qu'ils sont devenus, ce que la maladie a fait d'eux. Des grabataires, des incontinents, des dépendants. Il n'existe pas de traitement contre cela. Qui supporterait d'être contraint de rester dans un lit avec des langes ? Les souffrances psychiques sont les plus dures. C'est à chaque individu de les évaluer et d'estimer si les limites ont été atteintes. Ce n'est certainement pas à un soignant, aussi diplômé soit-il, de dire si un malade a assez ou n'a pas assez souffert. Pourtant, nombre de mes confrères français s'arrogent, malheureusement, ce droit.

Après tous ces drames, j'ai fini moi aussi par refaire ma vie. J'ai rencontré Nathalie, mon épouse. Nathalie est une artiste, elle fait de la gravure sur bois. Régulièrement, elle expose ses œuvres. Son thème favori, pour le moment, est le tsunami. N'est-ce pas analogue à l'annonce d'une maladie incurable ? N'est-ce pas le même chaos ? Nathalie réorganise le désordre en compositions rythmées. Elle traite le noir et le blanc en opposition. Elle crée sans cesse. Notre maison est devenue une galerie d'art : du rez-de-chaussée au grenier en passant par les chambres, les murs sont couverts de ses gravures ! Moi qui ne connais rien à l'art, me voilà servi !

Mais au bout de quelques années de vie commune, la maladie s'est invitée, sournoisement, dans notre couple. Nathalie se plaignait de fortes douleurs dans le dos. C'est banal, le mal de dos, tant de gens en éprouvent pour tant de raisons. Nous ne nous sommes donc pas inquiétés plus que ça au départ. Nathalie a consulté des rhumatologues, qui n'ont rien trouvé.

Fidèle à ma ligne de conduite, je n'étais pas son médecin. Mais à force de la voir souffrir, sans que personne ne mette de mots sur ses maux, j'ai fini par me poser des questions. C'était peut-être plus grave que de simples douleurs dorsales. Une analyse de sang me semblait nécessaire. Nathalie voulait que je m'en charge. Comme avec Pierre des années auparavant, j'ai fini par accepter de l'examiner et de lui faire une prise de sang. Et comme avec Pierre, ses résultats n'étaient pas bons. Tragique impression de déjà-vu… Le jour où je les ai reçus, j'ai tout fait pour retarder le moment de le lui annoncer. J'ai traîné à mon cabinet. Puis, en sortant, au lieu de rentrer directement à la maison, j'ai roulé. Avalé des kilomètres et des kilomètres de bitume, dans l'espoir de me vider l'esprit et de trouver une façon de parler à Nathalie.

Il était déjà bien tard lorsque je suis rentré chez nous. Mon épouse n'était pas encore couchée. Elle était dans le salon, installée devant sa presse, à graver une nouvelle œuvre d'art. Elle m'attendait. Je crois qu'elle savait.

– *Le laboratoire m'a fait parvenir les résultats de tes analyses.*

– *Qu'est-ce que cela dit ?*

Je revivais l'annonce de sa maladie à Pierre. Un flot d'images, toutes plus angoissantes les unes que les autres, me submergeait. Comme mon frère à l'époque, Nathalie était sereine.

– *Tu as un myélome.*

– *D'accord* », m'a-t-elle simplement répondu avant de reprendre ses activités.

Le myélome est un cancer de la moelle osseuse. Nathalie doit avaler chaque jour des médicaments. Toutes les six semaines, elle se rend à l'hôpital pour y faire une prise de sang et contrôler l'avancée de la maladie. Elle a subi deux autogreffes : son sang lui a été retiré, puis nettoyé, avant de lui être réinjecté. Les deux fois, Nathalie a passé trois semaines dans une chambre stérile à l'hôpital. La médecine a beaucoup progressé sur le traitement du myélome : cela reste une maladie grave, très grave même, mais l'on peut vivre avec un bon nombre d'années. Pour moi, c'est une épée de Damoclès au-dessus de ma tête.

Nathalie va bien. Il y a quelques années, après un épisode de récidive particulièrement violent, elle m'a demandé de lui ouvrir un dossier : elle veut pouvoir en finir le jour où le myélome deviendra insupportable. Elle a indiqué, par écrit, qu'elle souhaitait bénéficier d'une euthanasie au moment où elle le déciderait ; le plus tard possible, j'espère. J'ai accepté de faire les démarches administratives nécessaires – et Nathalie entre bien dans les conditions prévues par la loi belge. Je n'irai pas au-delà. Je serais bien incapable, si ce jour redouté arrive, de lui prodiguer le dernier soin. Je suis déjà tellement ému lorsque j'aide l'un de mes patients à mourir…

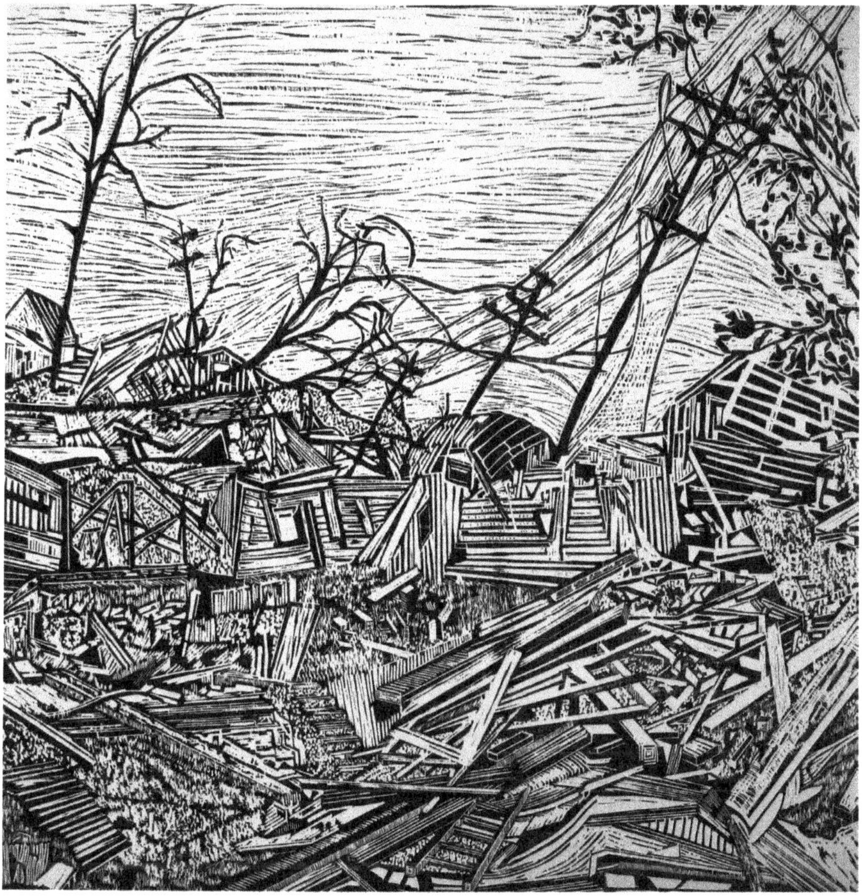

L'annonce d'une maladie est un tsunami.
Le choc est terrible.
(Illustration de Nathalie Van de Walle).

– 4 –

Jean : j'aurais aimé trouver la force de désobéir

Je n'oublierai jamais Jean*. Grand, mince, sportif, il avait 50 ans et tout allait bien. Il habitait près de mon cabinet médical et venait me voir une ou deux fois par an pour un simple contrôle. Jean était devenu presque un ami. Nous parlions de tout : voyages, politique, activités sportives… Et santé bien sûr !

Un jour, à la fin des années 1990, au détour d'une banale consultation de routine, Jean me dit que depuis quelque temps il se réveille fréquemment la nuit pour aller aux toilettes et qu'il éprouve des douleurs en urinant. Il n'est pas venu spécialement pour me parler de cette gêne relativement récente, mais devant les symptômes qu'il évoque, je lui propose un bilan plus complet, avec examen de la prostate, analyses de sang et d'urine. Le toucher rectal que je pratique me préoccupe. Je décide néanmoins de ne rien dire tant que je n'ai pas reçu les résultats des examens demandés. Ceux-ci me parviennent quelques jours plus tard et, malheureusement, confirment mes inquiétudes : Jean est atteint d'un cancer de la prostate.

La lecture de ces résultats me désole et me plonge dans une grande perplexité. Ce cancer aurait-il pu être détecté plus tôt ? Aurais-je dû lui proposer ces examens lors d'une précédente consultation, alors qu'il ne se plaignait encore de rien ? Je n'aurai jamais de réponses à ces questions, qui ne cessent aujourd'hui encore de tourner dans ma tête.

Jean a beaucoup de mal à accepter le diagnostic. Qui le pourrait ? C'est un homme en pleine force de l'âge, il a une femme, des enfants… « La vie n'est pas juste », me dis-je une nouvelle fois. Face à son angoisse, je tente de le rassurer en lui disant que je ferai tout mon possible pour l'aider à traverser cette épreuve. N'étant pas spécialiste de sa maladie, je lui propose de l'orienter vers un centre hospitalier réputé à Bruxelles où il sera pris en charge par un oncologue. Il accepte.

Jean est hospitalisé là-bas plusieurs semaines et je vais souvent le voir, je reste longtemps à son chevet. Nous avons de longues conversations, « comme avant »…

avant qu'il ne soit malade. Je poursuis mes visites après son retour chez lui. Chaque semaine, je viens prendre de ses nouvelles, contrôler sa tension artérielle, l'état de son cœur, de ses poumons et, éventuellement, renouveler les ordonnances pour les médicaments dont il a besoin. Malgré tous les soins, tous les traitements, sa santé se dégrade assez rapidement. Lorsque je franchis le seuil de sa porte, chaque fois, je le trouve un peu affaibli. La souffrance est devenue, au fil des jours, de plus en plus intense. Les analgésiques n'arrivent plus à apaiser ses douleurs insupportables. Le cancer a métastasé dans sa colonne vertébrale. Jean est entré en phase terminale. Il ne quitte plus son lit, sur le bord duquel je viens désormais m'asseoir pour l'écouter. Nous sommes seuls, tous les deux, dans sa chambre. L'épouse de Jean nous laisse souvent en tête à tête. Je parle peu. J'ai peur de le déranger, de le fatiguer en lui racontant des choses auxquelles il n'attache plus aucun intérêt.

Un matin, alors que l'ascenseur m'amène au troisième étage, sur le palier de son appartement, j'entends des gémissements à travers la porte. La douleur de Jean transperce les murs. Je presse le pas. Son épouse m'accueille la mine défaite, les yeux gonflés et rougis par les larmes. Je comprends instantanément que la souffrance est plus intense encore que d'habitude, que les antalgiques, la morphine, les soins palliatifs ne lui sont plus d'aucune aide. Jean est proche de sa fin de vie. Je souhaite tellement que celle-ci puisse être paisible et rapide.

À peine suis-je entré que sa femme me prend à part, pour me dire la voix brisée, pas plus forte qu'un murmure :

– Jean ne dort plus, les médicaments ne font plus aucun effet. Il souffre au-delà du supportable. Ce n'est plus possible, docteur, il faut faire quelque chose, je vous en supplie…

Que puis-je lui répondre ? Je suis d'accord avec elle, la situation n'est plus tenable. Il faut effectivement « faire quelque chose »… À cet instant, je me revois quelque temps auparavant dans la même situation qu'elle, implorant moi aussi les médecins de mon frère Pierre pour qu'ils fassent ce « quelque chose » encore interdit par la loi. Je me sens complètement démuni face à cette femme qui attend autant de moi.

À cette époque-là, la médecine n'a pas grand-chose à offrir aux malades en phase terminale. Les soins palliatifs sont encore peu développés. Quelques grands centres hospitaliers se sont dotés d'équipes spécialisées, grâce notamment à l'action de sœur Léontine. Membre de la congrégation des Sœurs hospitalières augustines, cette femme était aide-soignante à la clinique Saint-Jean, le plus vieil hôpital de Bruxelles. Devenue médecin, puis directrice de l'établissement, toujours préoccupée par le sort des malades en fin de vie, c'est elle qui a créé la toute première unité de soins palliatifs du pays, en 1990 : douze lits pour soulager et accompagner les malades en phase terminale. Un bon début... Moi-même, en tant que médecin généraliste, je fais très souvent appel aux équipes palliatives qui, depuis, se sont beaucoup développées en Belgique et font un travail formidable. Ce n'est pas antinomique avec l'euthanasie. Les deux sont indispensables et complémentaires. Soins palliatifs et euthanasie permettent à chacun de terminer sa vie selon son souhait.

Dans le même temps, la fin de vie et la mort commencent par ailleurs à préoccuper de plus en plus l'opinion publique belge. L'ADMD (Association pour le droit de mourir dans la dignité), qui a vu le jour en 1982, milite depuis sa création pour que chacun puisse choisir sa fin de vie. Les adhérents de l'ADMD s'opposent à tout acharnement thérapeutique et demandent la dépénalisation de l'euthanasie. Les premières propositions de loi en ce sens ont été déposées en 1984, sans succès. Au début des années 1990, le débat a été relancé. En 1992, la sortie du film *Moins morte que les autres*, de Frans Buyens, a braqué les projecteurs sur les problèmes de la fin de vie. Plaidoyer pour le droit à mourir dignement, le documentaire retrace le décès du frère du réalisateur, des suites de brûlures, ainsi que celui de son père, dépérissant dans un hôpital, et de sa mère qui, atteinte d'un cancer, a fait, elle, le choix de l'euthanasie. En parallèle, la sphère politique s'est emparée de la question. La chambre du Sénat a mandaté le Comité consultatif belge pour la bioéthique, qui a émis un avis sur l'euthanasie en 1997. Ce travail de réflexion a permis de comprendre le mot « euthanasie » et ce qu'il représentait, mais malheureusement, il n'a alors pas permis de légiférer sur la question[1].

En cette année 1998, je ne suis donc pas en mesure de « faire quelque chose » pour Jean, mon patient, et je le regrette amèrement. Son épouse, désespérée, sait comme moi que l'aide à mourir n'est pas autorisée dans notre pays. Elle n'est pas la première à me solliciter. J'ai rencontré, tout au long de ma carrière, des personnes gravement malades, endurant mille tourments, pour qui il n'y avait pas d'issue. Souvent leur famille, désemparée, me demandait, me suppliait même, de mettre un terme à leur cauchemar. Et moi, je ne pouvais que m'excuser, déplorer mon impuissance… Tous ces malades sont décédés dans d'affreuses souffrances. Prolonger des agonies pendant des jours,

1. Chronologie décrite par Wim Distelmans dans *Euthanasie et soins palliatifs : le modèle belge. Pour le droit à une fin de vie digne.*

des semaines et voir tous ces proches pleurer et prier pour qu'enfin le calvaire prenne fin me hante et me hantera, je crois, jusqu'à la fin de mes jours.

Alors que je repense à tous ces malheureux, l'épouse de Jean se rappelle à moi. Elle attend que je lui réponde. L'espoir qu'elle met en moi me touche profondément. Ses yeux m'implorent et me font baisser le regard.

– *Je suis désolé… Je ne peux rien faire d'autre que lui donner des antidouleurs*, bredouillé-je alors. *J'augmente déjà sans cesse les doses…*

Elle hoche la tête, tente de ravaler ses larmes et me conduit, sans un mot, dans la chambre où se trouve Jean. Elle s'éclipse, me laissant seul avec mon patient… et ma conscience.

Je n'ai pas voulu être médecin pour assister à la déchéance et à la détresse, physique et psychique, de mes patients. En m'approchant de Jean, je suis encore plus abattu. Il fait peur à voir, il ne parle plus, seuls des râles s'échappent encore péniblement de sa gorge. Il est dans un état épouvantable : il est émacié, de violentes quintes de toux l'étouffent. Un masque à oxygène mange son maigre visage. Je sais qu'il n'y a plus aucun espoir pour lui, qu'il n'y aura pas de rémission, pas de guérison. Je m'assois à son chevet et prends sa main. Je tente de lui parler, de lui adresser des paroles apaisantes, avant de lui administrer une dose de morphine, bien conscient qu'elle ne sera plus suffisante pour apaiser ses atroces douleurs.

Le supplice de Jean a encore duré des semaines. Il est décédé un jour de 1998, ses dernières forces ont fini par céder sous les assauts incessants de la souffrance. Ne pas avoir pu l'abréger reste un de mes plus grands regrets… Sa famille m'en a voulu. Ses proches m'ont reproché d'avoir laissé leur père, mari, frère, agoniser. Ils étaient persuadés que j'étais en mesure de le soulager davantage, ce que d'autres auraient peut-être fait, d'ailleurs. Avec le recul, je me dis que j'aurais dû l'aider, lui donner en secret de plus fortes doses de somnifères, d'antalgiques, de morphine… Nous avons tous entendu parler de ces médecins qui aident des patients à mourir, dans la clandestinité, certes, mais qui le font malgré tout ! Je n'ai pas osé… J'étais sans doute trop jeune, pas assez expérimenté, et j'avais peur aussi : peur de mal faire, peur de me retrouver dans l'illégalité, peur d'être traduit devant les tribunaux. Mon père était avocat, il nous a toujours appris à respecter scrupuleusement la loi. J'aurais aimé trouver la force de lui désobéir au moins cette fois… Je ne l'ai pas fait.

Le décès de Jean, tout comme celui de mon frère Pierre, m'a beaucoup affecté et persuadé plus encore de la nécessité de faire évoluer la loi et les mentalités. Il n'est pas admissible que des êtres humains terminent leur vie de cette manière-là. La société n'a pas le droit de les laisser mourir aussi mal. Elle en a d'ailleurs pleinement conscience. À l'aube de l'an 2000, des médecins, des professeurs se font entendre de plus en plus fortement pour que les choses changent. Je soutiens leurs actions, je m'engage, je signe des pétitions allant dans le sens d'un changement de la loi.

L'année qui a suivi le décès de Jean, en 1999, le Comité consultatif belge pour la bioéthique a publié un nouvel avis sur la fin de vie[1]. Ses membres se sont prononcés, cette fois, pour la création d'un document enregistrant les déclarations anticipées. Il permettrait de consigner les volontés d'une personne alors qu'elle est encore en bonne santé. Il servirait ainsi à faire respecter la décision d'un malade s'il était plongé dans le coma : faudrait-il que le médecin tente une réanimation ? Que les soins soient interrompus ? Qu'une sédation profonde et continue soit mise en œuvre ? Avec un tel document, Jean et Pierre auraient peut-être connu un départ plus apaisé.

1. Chronologie décrite par Wim Distelmans dans *Euthanasie et soins palliatifs : le modèle belge. Pour le droit à une fin de vie digne.*

Quelques semaines après la publication de cet avis, hasard du calendrier, un scandale écologique fait tomber le gouvernement belge en place. Des élections sont organisées le 13 juin 1999. Le scrutin écarte du pouvoir les partis conservateurs catholiques, historiquement hostiles à l'euthanasie. Les militants du droit à mourir dans la dignité, des professionnels de santé, d'éminents médecins s'emparent alors de cette occasion pour intensifier leur action en faveur de l'aide médicale à mourir. Jamais la pression médicale et sociétale n'a été aussi forte. La nouvelle majorité décide de se saisir du sujet. Un projet de loi, inspiré des précédents, voit le jour dans les mois qui suivent. Tenant compte des aspirations de l'opinion publique belge et des avis du Comité consultatif pour la bioéthique, les législateurs franchissent un pas supplémentaire : dans leur proposition, ils offrent à chacun le choix de sa mort grâce à la rédaction des fameuses directives anticipées. L'initiative suscite de grandes discussions et de grands débats dans tout le pays, sans pour autant que les opposants envahissent les rues[1].

Le 25 octobre 2001, le Sénat approuve les projets présentés par la majorité. Deux autres lois complémentaires sont votées au même moment : l'une sur les soins palliatifs, indissociables de l'euthanasie,

1. *Ibid.*

l'autre sur les droits du patient. Le 28 mai 2002, la loi dépénalisant l'euthanasie dans certaines conditions est enfin votée. Quatre mois plus tard, le 22 septembre, celle-ci entre officiellement en vigueur en Belgique, un an après que les Pays-Bas ont adopté la leur dans une Europe plutôt frileuse sur ce sujet.

Les textes sont stricts. L'euthanasie est un acte très encadré, très contrôlé. Trois conditions fondamentales sont requises. Avant toute chose, le patient, et lui seul, doit en faire la demande volontaire, réfléchie et répétée, sans aucune pression extérieure. Personne d'autre que lui ne peut demander une aide médicale à mourir ou la refuser. Personne n'a le droit de venir solliciter le médecin pour le convaincre de faire changer d'avis un malade décidé à mourir. La personne qui souhaite bénéficier d'une euthanasie doit le signifier régulièrement à son médecin par écrit. Il suffit d'une simple phrase, sur une feuille blanche, datée et signée :

« Je demande à pouvoir bénéficier d'une euthanasie. »

J'enjoins mes patients de me faire parvenir leur requête tous les deux ou trois mois. Sans pour autant que cela les engage ! Il est toujours temps de changer d'avis, de faire marche arrière. Quand le patient se trouve dans l'incapacité de tenir la plume, parce qu'il est trop handicapé par exemple, la phrase peut être écrite par un tiers qu'il désigne. Celui-ci ne doit avoir aucun intérêt matériel au décès de la personne. La volonté du malade doit être couchée sur le papier en présence du médecin, qui indique le nom du patient et la raison pour laquelle il n'a pas pu la rédiger. La demande reste valable pendant le temps nécessaire à la mise en œuvre de l'euthanasie, même si cela dure plusieurs semaines ou plus, et même si la lucidité du patient s'altère pendant cette période.

Il ne suffit pas pour autant de faire une demande pour recevoir automatiquement une aide médicale à mourir, loin de là ! Une personne lasse de la vie, mais en pleine santé, pourra réitérer son envie de mourir tant qu'elle le veut, aucun médecin ne répondra favorablement à sa demande si elle ne souffre d'aucune maladie grave et incurable, deuxième condition pour bénéficier d'une euthanasie. Une « affection accidentelle ou pathologique grave et incurable », comme le dit la loi, peut être une maladie pour laquelle il n'y a plus d'issue ou encore un accident ayant entraîné une paralysie. L'incurabilité est une notion médicale objective et généralement simple. La gravité peut dépendre des circonstances, de l'âge, de la coexistence de plusieurs pathologies… C'est au médecin de l'estimer en fonction des souffrances qu'elle occasionne.

Enfin, troisième et dernière condition, la souffrance, physique ou psychique, provoquée par cette affection doit être constante, insupportable et inapaisable. Le patient a le droit légal de refuser un traitement, même palliatif.

Ces trois conditions remplies, le médecin peut alors entamer les démarches pour une éventuelle future euthanasie. Mais ce n'est pas lui qui, seul dans son coin, prend la décision. Deux autres médecins viennent voir le patient. On les appelle des « consultants ». Le premier va examiner le malade et consulter son dossier. Il rédige un rapport confirmant la nature grave et incurable de l'affection et le caractère constant, insupportable et inapaisable de sa souffrance. Ce médecin, indépendant, est neutre : ses propres conceptions de principe quant à l'euthanasie n'interfèrent en aucun cas dans son évaluation. Le deuxième consultant n'intervient que si le décès du patient n'est pas prévu à brève échéance, plus ou moins six mois. Ce médecin est un spécialiste de la maladie en cause ou un psychiatre. Son rôle est de vérifier les caractéristiques de la souffrance et de s'assurer que la demande du patient est lucide et volontaire.

Le rapport qu'il remet à l'issue de sa consultation est joint au dossier d'euthanasie.

Si ces deux médecins sont du même avis que le médecin traitant, c'est ensuite au patient que revient, bien évidemment, le dernier mot. C'est lui qui décide à quelle date il souhaite mourir, et selon quelles modalités. En général, il exprime une préférence pour un moment qui dépendra, par exemple, des personnes qu'il veut encore voir ou qu'il souhaite avoir auprès de lui au moment de son décès. Chacun vient faire ses adieux à celui qui s'en va lorsque le jour et l'heure sont connus. Il m'est cependant arrivé de recevoir des demandes de calendrier très strictes : « Je voudrais être euthanasié au mois de juin, mais pas entre le 12 et le 17 » par exemple. Je n'ai jamais percé les raisons de cette indisponibilité. Un voyage ? Un anniversaire ? Nous ne pouvons pas nous adapter à ce point !

C'est encore le patient qui décide du lieu où il souhaite mourir. En Belgique, on peut choisir d'être aidé à mourir chez soi, dans son lit, ou bien à l'hôpital. Le nombre d'euthanasies à domicile a légèrement diminué en 2022 (50,5 %), tandis que le nombre d'euthanasies ayant lieu dans les maisons de repos et de soins continue d'augmenter (16,4 %) ; le nombre d'euthanasies pratiquées dans les hôpitaux et les unités de soins palliatifs reste stable (31,8 %). Les euthanasies à domicile sont toujours des moments particuliers pour nous, les médecins. Nous arrivons souvent au milieu d'une réunion de famille. La personne qui va mourir souhaite généralement avoir ses proches autour d'elle pour ses derniers instants de vie. Il se peut qu'elle ait organisé un repas la veille, auquel elle a convié plusieurs invités. Certains ont même fait dresser un buffet avec des petits gâteaux et du champagne. L'ambiance n'est pas toujours triste. Il y a énormément de vie à ce moment-là, alors que nous savons tous que, d'ici quelques heures, la personne sera partie. Ce décès est peut-être l'occasion de réunir une dernière fois toute la famille, dans un esprit convivial. On nous offre souvent un verre. Pour ma part, je décline systématiquement : je n'ai pas faim, je n'ai pas soif, dans ces moments-là, ma seule préoccupation est le bien-être du malade et mon attention est entièrement portée sur le geste que je vais devoir réaliser dès qu'il me fera signe que le moment de l'aider est arrivé.

Quand cet instant est venu, s'il est encore valide, le patient se dirige vers sa chambre et se couche. Je me souviens de cette dame qui avait fait un détour par sa salle de bains. Elle voulait se préparer. Elle s'était refait une petite beauté et avait posé sur ses cheveux une couronne de fleurs. Quelques proches le suivent pour l'accompagner jusqu'au bout, les autres restent à l'extérieur. C'est le moment pour le confrère qui m'accompagne et moi-même – je ne pratique jamais une euthanasie seul – de nous isoler dans une autre pièce, souvent la cuisine, pour préparer le matériel nécessaire à la réalisation de l'euthanasie. Tout passe entre nos seules mains, depuis la pharmacie jusqu'à l'injection finale. Deux produits sont utilisés. Le premier endort profondément le malade. Le décès survient ensuite rapidement après l'injection du second.

Lorsque tout est prêt, que nous avons tout rangé en prenant garde de ne rien laisser traîner derrière nous, aucun produit, aucun déchet médical, nous retrouvons le patient. L'ambiance a alors radicalement changé. À la bonne humeur succède souvent un silence pesant. Nous demandons une dernière fois à la personne si c'est bien son souhait de vouloir partir et si elle n'a pas changé d'avis. Revirement qu'en quinze ans je n'ai encore jamais observé. Si elle confirme, nous lui installons la perfusion, puis nous actionnons le robinet. Le liquide s'écoule et le patient s'endort paisiblement. Il arrête progressivement de respirer. Ce moment est particulièrement troublant pour les proches qui sont autour du lit parce que le cœur bat toujours. Le malade s'éteint en deux ou trois minutes, maximum. Il ne sent rien, alors que son entourage, lui, souvent, s'inquiète : « Mais… il est toujours vivant ? » Ensuite, nous constatons le décès. Le silence s'est alors installé dans la pièce. On n'entend plus que les pleurs et les sanglots contenus des proches. L'instant est attendu, mais redouté, car l'être cher est parti définitivement…

La plupart des malades demandent une euthanasie, c'est-à-dire l'injection du produit létal par voie intraveineuse. Quelques-uns, plus rarement, préfèrent assumer leur mort jusqu'au bout en avalant le produit létal eux-mêmes : il s'agit alors d'un « suicide médicalement assisté ». Dans ce cas aussi, le médecin est présent au chevet du malade quand il avale la boisson létale préparée par le pharmacien et prescrite par le médecin. Et dans les deux cas, que ce soit une injection pratiquée par un médecin ou que le malade ingère lui-même le produit létal, la mort est déclarée comme une euthanasie.

Les pompes funèbres arrivent rapidement ensuite pour enlever le corps. La situation engendre parfois des échanges cocasses avec les familles.

– Il faudra que vous veniez dans quinze jours, à partir de 14 heures.

– Hein ? Vous connaissez déjà la date du décès ??

Nous seuls, médecins, pouvons pratiquer l'acte d'euthanasie. J'ignore combien nous sommes, ce n'est évidemment pas indiqué sur les plaques accrochées au mur de nos cabinets médicaux, ce n'est pas une spécialité. Il n'existe pas de médecin « euthanologue », pas plus que de liste répertoriant les noms de ceux qui le pratiquent. L'Ordre des médecins s'y refuse, les associations également. Est-ce le signe qu'il reste des tabous quant à l'euthanasie chez nous ? Toujours est-il que seul le bouche-à-oreille fonctionne, entre amis, entre médecin et patient aussi parfois, dans l'intimité d'un cabinet médical.

– Vous serez là, docteur, si un jour ça va moins bien ?

– Vous devriez aller voir mon confrère, le docteur Untel.

Chaque médecin est libre d'accepter ou de refuser d'aider un malade à mourir. Une clause de conscience existe, et elle est scrupuleusement respectée.

Avant d'accepter d'aider un malade, je contrôle rigoureusement qu'il entre bien dans le cadre de notre loi, et si tel est le cas, une fois que j'ai donné mon accord, un lien va se créer entre lui et moi, des échanges vont avoir lieu régulièrement et la situation évoluera en fonction de la maladie.

Le nombre de documents d'enregistrement reçus en 2022 a été de 2966. La proportion de décès par euthanasie déclarés en 2022 a été de 2,5 % (contre 2,4 % en 2021). Dans la très large majorité des cas, les patients souffraient d'un cancer généralisé en phase avancée ou terminale. Viennent ensuite les maladies dégénératives, les polyhandicaps. Dans 85 % des cas, les médecins ont estimé que le décès des malades était prévisible à brève échéance. Les personnes euthanasiées en 2022 étaient âgées de plus de 70 ans dans 69,9 % des cas et 42 % avaient plus de 80 ans. L'euthanasie chez les patients de moins de 40 ans reste très peu fréquente (1,2 %). En 2022, aucune déclaration relative à l'euthanasie d'un mineur n'a été enregistrée. La Commission fédérale de contrôle et d'évaluation de l'euthanasie étudie tous les dossiers. Elle estime que dans 99,8 % des cas, les euthanasies ont été conformes à la loi. En 2015, une seule déclaration ne répondait pas aux conditions requises. Elle a été transmise au procureur du Roi, avant d'être classée sans suite. Heureusement, les critères avaient été bien respectés[1].

Les médecins belges, contrairement aux affirmations de leurs détracteurs à l'étranger, ne font pas n'importe quoi. Non, il ne suffit pas de venir

1. Chiffres de la Commission fédérale de contrôle et d'évaluation de l'euthanasie.

sonner à notre porte pour obtenir une euthanasie. Non, nous ne cachons pas de seringues derrière notre dos. Non, nous n'euthanasions pas nos compatriotes sans leur accord explicite. Non, les personnes âgées n'ont pas besoin de fuir notre pays sous peine de se voir euthanasier trop vite. Les pauvres vieux ! On imagine que l'on veut se débarrasser d'eux pour éviter d'avoir à s'en occuper ! Quelle image avez-vous de nous ? Non, comme le prétendait Agnès Buzin (alors ministre de la santé), « n'importe qui en Belgique, qui demande à mourir, s'il le demande trois fois, ne peut pas accéder à l'euthanasie ». Non, on n'euthanasie pas les enfants autistes comme le disait Mgr Aupetit en 2021. Et enfin, non, définitivement, la Belgique n'est pas une « filière ». Ah, la fameuse « filière belge » ! Je n'aime pas qu'on emploie cette expression. Je ne suis pas Pablo Escobar ! Je ne tue personne ! Je soulage des malades qui ont sollicité mon aide pour mieux mourir. « Tuer », c'est donner la mort à quelqu'un contre sa volonté. Moi, je réponds au souhait de malades pour qui la médecine ne peut, hélas, plus rien faire et qui me demandent de les aider à mieux mourir.

Je reçois parfois des demandes originales et surprenantes, qui témoignent bien de la diffusion de ces rumeurs tenaces. Un monsieur m'a ainsi sollicité pour savoir si je pouvais lui envoyer un « kit d'euthanasie » par la poste ! Au départ, j'ai souri. Mais en réalité, cela ne me fait pas rire. Cela me jette à la figure toutes ces choses fausses qu'on raconte sur l'euthanasie en Belgique. L'euthanasie est un acte de soin, éthique et légal. Le premier devoir d'un soignant est de soulager la douleur. Je ne fais cela ni pour de l'argent ni, et certainement pas, pour le plaisir, bien au contraire, uniquement par compassion.

Je ne trahis pas non plus le serment d'Hippocrate. Ce texte, vieux de plus de vingt-cinq siècles, préconise une morale médicale à une époque où la médecine était surtout l'affaire de rebouteux et de charlatans, qui faisaient tout et n'importe quoi. Certes, son article 4 suscite des questions et on m'attaque régulièrement sur son fondement : « ne pas remettre de poison, ni de pessaire abortif ». L'euthanasie n'est pas un poison. Encore une fois, c'est une bonne mort. Hippocrate ne parle ni de suicide ni d'euthanasie dans son serment. Il existe suffisamment de preuves qu'en son temps, des médecins fournissaient une assistance volontaire au suicide et aidaient leurs patients à mourir. Face à une maladie incurable, le devoir du médecin est de s'abstenir de toute intervention pouvant nuire au patient en le faisant souffrir ou espérer inutilement. Nous devons accepter les limites de la médecine. La mort n'est pas un mal, puisqu'elle survient de toute façon. La médecine est moins responsable de la mort des malades que des circonstances dans laquelle elle survient. C'est très clairement ce qu'Hippocrate nous a transmis.

– 5 –

Pascal : « c'est un cadeau que vous me faites, docteur »

Je ne suis pas un donneur de mort. Ce n'est pas la vie que j'abrège, mais l'agonie. Ce qui représente une différence fondamentale. Un malade vient me voir après des mois, des années de lutte, parce qu'il est en train de perdre non pas une bataille, mais la guerre contre la maladie.

Pascal* en était arrivé là. La première fois qu'il m'a écrit, c'était à la fin de l'année 2017. Français, âgé d'à peine une soixantaine d'années, il souffrait d'une pathologie neuromusculaire dégénérative grave, comme l'attestaient les documents médicaux qu'il m'avait fait parvenir. Petit à petit, son corps avait cessé de lui obéir, ses membres s'étaient atrophiés, jusqu'à le clouer dans un fauteuil. Il n'existe pas de traitement contre ce type d'affection, seules des séances de kinésithérapie peuvent être tentées, et encore ne servent-elles qu'à soulager. J'ai déjà reçu de nombreux patients souffrant de pathologies similaires, je connais leur détresse. Le cas de Pascal m'a touché, j'ai accepté de le recevoir. Son épouse et lui n'ont pas hésité à parcourir plusieurs centaines de kilomètres pour venir à mon cabinet. Je suis toujours très impressionné par le fait que des malades aussi gravement atteints, si fatigués, si souffrants, aient la force physique de venir de loin, de très loin parfois, consulter le « petit docteur » que je suis. Leur volonté de maîtriser leur fin de vie prime sur les souffrances que provoquent des déplacements aussi longs et difficiles.

À peine Pascal a-t-il franchi le pas de ma porte que, déjà, je perçois les effets de la maladie. Ses mains sont recroquevillées sur elles-mêmes, incapables de tenir quoi que ce soit. Son regard est dissimulé sous ses paupières, qui tombent lourdement sur ses yeux. Tous ses muscles, même les plus petits, sont atteints. Son épouse pousse la chaise roulante dans laquelle il est assis.

– *Qu'est-ce qui vous est le plus pénible ?* lui demandé-je une fois que nous sommes tous installés, de part et d'autre de mon bureau.

– *Tout ! Je ne peux plus couper ma viande, je ne peux plus prendre ma douche seul. Je ne peux plus marcher. Si j'essaie, je tombe au bout de 10 mètres. Même lire m'est devenu impossible. Toute cette dépendance me pèse*, me répond-il d'un trait, visiblement très las.

La perte d'autonomie : pratiquement tous les patients que je reçois l'évoquent. C'est elle qui, ajoutée à la souffrance, rend la situation inacceptable. C'est elle qui les pousse finalement à me contacter. Chez Pascal, elle s'est installée progressivement, sans même qu'il ne s'en rende vraiment compte au début. Les premières manifestations de sa pathologie sont apparues il y a une trentaine d'années. Subrepticement, imperceptiblement… Pascal était un homme jeune. À l'époque, il ne les avait pas remarquées, il n'était pas spécialement gêné et ne se rendait pas compte que la maladie progressait insidieusement. Au fil des années, les symptômes ont pris une place de plus en plus importante, de plus en plus handicapante aussi.

– *Jusqu'à l'année dernière, c'était à peu près acceptable. Mais depuis quelque temps, c'est devenu invivable, insupportable*, me confie Pascal, se remémorant les derniers mois qu'il vient de vivre.

– *Vous attendez quoi de moi ?*

– *Que ça s'arrête.*

Sa voix est claire et déterminée, sans l'ombre d'une hésitation. Sa décision me semble mûrement réfléchie. Je jette un regard vers son épouse, assise à côté de lui. Elle prend des notes sur un petit carnet. Malgré son regard baissé, je vois ses yeux embués des larmes qu'elle cherche à retenir. Nous voilà sur le point d'entrer dans le vif du sujet. Je sais que les instants qui vont suivre seront très durs pour tous, pour son mari, pour elle et pour moi aussi. Je leur détaille la loi belge.

– Pour bénéficier d'une euthanasie en Belgique, il faut remplir trois conditions. La première, c'est une demande de votre part, qui doit être réitérée dans le temps. Vous, et vous seul, pouvez faire cette demande. La deuxième, c'est être atteint d'une maladie grave et incurable. La troisième, c'est que cette maladie grave et incurable entraîne des souffrances physiques et/ou psychiques inapaisables.

Pascal ne semble pas surpris par mes propos. Il me dit simplement :

– Ça prend combien de temps tout ça ? Ça peut se faire cette année ?

Un peu embarrassée par son empressement, sa femme le réprimande :

Pascal : « c'est un cadeau que vous me faites, docteur »

– Laisse parler le médecin !

Puis, se tournant vers moi :

– Vous comprenez, docteur, il est pressé…

Je ne m'offusque pas. J'ai déjà eu affaire à des personnes souhaitant que les choses aillent vite, le plus vite possible. Ma réponse est toujours la même :

– C'est vous qui décidez. Il me semble que vous remplissez les trois conditions de la loi belge. Il faut cependant que je présente votre dossier à deux autres médecins, qui devront confirmer que vous entrez bien dans le cadre de la loi. Si tel est le cas, il faudra alors que vous réfléchissiez et que vous nous disiez dans quel délai vous souhaitez une euthanasie.

– Il va vous répondre qu'il voudrait que vous l'aidiez dès demain, dit sans attendre son épouse, visiblement bien informée des intentions de son mari.

Je sens plus que de la tristesse dans sa voix : derrière le chagrin, on devine une sorte de résignation face à la volonté inébranlable de son conjoint. Cette femme est admirable. Elle est là, avec son mari, elle a accepté son choix, celui de mourir prochainement parce qu'il ne supporte plus l'état dans lequel la maladie l'a plongé. Elle l'assiste au quotidien dans tous les actes de la vie, elle le soutient aussi moralement depuis des années et le soutiendra jusqu'au bout… Quelle belle preuve d'amour ! La situation n'est jamais facile à vivre pour celui qui reste. Combien de fois ai-je entendu des conjoints dire : « Je suis bien obligé d'accepter sa décision »…

Pascal reprend la parole :

– *Je suis décidé depuis un an. Je ne peux plus vivre comme cela…*

Je le regarde, je vois l'état dans lequel il se trouve. Ce corps qui ne répond plus. Ces mains et ces jambes désormais inutiles. Cet homme encore jeune et réduit à une telle dépendance. Je comprends sa détresse. Je vais l'aider.

– *On peut essayer de prévoir cela pour cette année encore. Est-ce que ça vous irait ? Vous n'êtes pas obligé de me répondre aujourd'hui. Prenez le temps de réfléchir et ensuite, proposez-moi des dates.*

En lui parlant, je repense au nombre de dossiers qu'il me reste en attente. Il est très difficile pour moi de faire le tri, de hiérarchiser. J'essaie d'accéder en priorité aux demandes les plus pressées. C'est une appréciation très subjective de ma part. Je reçois prioritairement les personnes qui souffrent de la maladie de Charcot, les grabataires, les paralysés, qui me demandent d'aller vite. Je tiens compte de la gravité de la maladie, de son avancée. Un malade comme Pascal a toutes les chances d'obtenir un rendez-vous rapidement. Et puis, il y a tous ceux, nombreux, qui souhaitent attendre. Ils sont malades mais ont encore envie de vivre. Ils ont décidé de partir plus tard. Le processus pour eux est enclenché, ils me solliciteront quand ils l'auront décidé – s'ils le décident un jour.

Toujours est-il que je ne peux pas répondre à tout le monde. On compte beaucoup sur moi, trop peut-être. Les demandes arrivent de tous les coins de la France. « J'ai utilisé mes dernières forces pour vous écrire. Je vous en supplie, docteur, aidez-moi ! » m'implorait encore une dame ces derniers jours. « Ceci est un appel au secours », m'écrivait une autre.

Que puis-je faire face à toutes ces demandes ? Comment ne pas être touché ? Et en même temps, comment répondre à toutes ces sollicitations ? Je refuse de pratiquer des euthanasies à la chaîne, même si je sais que c'est ce qu'attendent de nous tous ces malades qui fuient leur pays et nous conjurent, nous, médecins belges, de les aider à mieux mourir. C'est parfois un déchirement pour moi de refuser ces personnes. Je leur réponds que je n'ai pas suffisamment de temps, je leur recommande de s'adresser à un autre médecin. C'est cornélien. Il faut cependant que je me préserve un minimum. Même une simple consultation, comme celle d'aujourd'hui avec Pascal, représente une épreuve, parce que je sais sur quoi elle va déboucher dans les mois à venir. Je sais que je vais être confronté à la peine des proches, de son épouse, de ses enfants. Je sais que je vais devoir les accompagner. La femme de Pascal, je le sais déjà, je la vois déjà, s'effondrera le jour de l'euthanasie. Elle me tombera dans les bras, en larmes, elle attendra de moi les mots qui réconfortent. Je sais tout cela et je sais surtout qu'il est impossible que je m'y habitue un jour. D'une certaine manière, tant mieux ! Tant que je ne m'y ferai pas complètement, et même si jamais je n'ai regretté d'avoir pratiqué une euthanasie, ce « dernier soin » ne sera en aucun cas un geste banalisé.

Pascal et son épouse me sortent de mes pensées et me ramènent à mon cabinet.

– *Comment ça se passe ?* me demandent-ils.

– *L'euthanasie a lieu à l'hôpital. C'est un établissement de santé à la périphérie de Bruxelles, le personnel y est très gentil. Une fois que vous aurez fixé la date, nous vous y réserverons une chambre seule. Vous arriverez le jour d'avant, avec votre épouse et les trois ou quatre personnes qui souhaitent vous accompagner. Je passerai vous voir la veille au soir, vous nous quitterez le lendemain, en fin de matinée. Comme pour une opération chirurgicale, nous vous endormirons et ce sera terminé. Il n'y aura pas de souffrance. Vous partirez paisiblement.*

– *Vous utiliserez une perfusion ? Vous la mettrez en place longtemps à l'avance ?* s'angoisse Pascal…

J'imagine combien d'aiguilles lui ont été plantées dans les bras en toutes ces années.

– *Très peu de temps, rassurez-vous. Nous installerons la perfusion un quart d'heure avant et quand vous serez prêt, nous commencerons. Je vous demanderai une nouvelle fois si vous n'avez pas changé d'avis. Vous savez que cela est possible jusqu'au dernier moment. Si vous confirmez votre volonté, nous lancerons alors la procédure. En moins d'une minute, vous serez endormi et vous ne sentirez plus rien. Je suis désolé de devoir vous dire tout cela…*

– *C'est un cadeau que vous me faites, docteur.*

Quelle réponse ! Cet homme est vraiment arrivé au bout de ce qu'il pouvait endurer. Sa femme aussi. Je la vois peiner, toujours plus, à retenir ses larmes. Maintenant que les choses deviennent concrètes, qu'elle sait que la vie de son mari touche véritablement à sa fin, ses nerfs craquent. Je tends au couple une feuille blanche, afin que Pascal y inscrive sa volonté d'être aidé à mourir. Ses longs doigts ne sont plus en mesure d'écrire une phrase, son épouse prend la plume pour lui : « je demande à pouvoir bénéficier d'une euthanasie », note-t-elle, avant de donner le stylo à son mari. Laborieusement, lui appose sa signature au bas du document. J'explique à l'épouse qu'elle doit signer à son tour et j'invite la personne venue avec le couple et qui patiente dans la salle d'attente à faire de même. Ces deux témoins attestent ainsi qu'aucune pression extérieure n'a été exercée sur Pascal, que cette requête émane bien de lui. Lorsqu'elle me tend à son tour la déclaration, l'épouse étouffe un sanglot.

– *Pour l'entourage, ce n'est pas simple…* dit-elle. Sa voix se brise. *On a toujours des idées très claires sur notre fin de vie, mais c'est un moment difficile pour tout le monde, pour celui qui va partir et pour ceux qui restent… Pour moi, c'est compliqué. Je sais que tu ne peux pas continuer à vivre ainsi, je le sais très bien. Mais ce n'est pas facile…* souffle-t-elle en direction de son époux.

Pascal ne répond rien. Que peut-il ajouter ? J'imagine qu'ils ont passé de longues heures à évoquer ce moment, qu'ils se sont renseignés sur toutes les options possibles, qu'ils ont vécu d'interminables nuits blanches à réfléchir.

Pascal s'est intéressé à ce que propose la Suisse en matière de fin de vie. Dans ce pays, l'euthanasie est interdite sous peine de poursuites pénales. En revanche, le suicide assisté y est autorisé sous certaines conditions. C'est très différent de ce qui se passe en Belgique. Chez nous, un patient peut faire le choix du suicide médicalement assisté, encadré et sous le contrôle d'un médecin, comme je l'ai déjà expliqué. Chez nos voisins helvètes, le malade met lui-même fin à ses jours, sans aucune aide extérieure. Personne, d'ailleurs, ne peut l'aider. La présence d'un médecin n'est donc ni nécessaire ni obligatoire. C'est le malade qui, seul, avale le produit létal prescrit par un médecin et préparé par le membre d'une association qui l'aura aidé dans ses démarches, depuis l'organisation du voyage jusqu'à l'absorption de la boisson mortelle. Dans certains cas plus difficiles, si la personne ne peut plus déglutir par exemple, une perfusion lui sera posée et c'est encore elle qui devra activer la molette et permettre ainsi au produit de s'écouler et de pénétrer dans sa veine. Ces derniers instants sont toujours filmés. La police intervient aussitôt sur place et récupère la vidéo qui a été tournée avant de poser des questions à l'entourage du malade pour s'assurer que la procédure a bien été respectée.

Dans certains pays, il existe aussi des pilules létales qui permettent aux patients le souhaitant de mettre fin à leurs jours en les avalant avec un peu d'eau. C'est le cas dans l'Oregon, aux États-Unis. Pour ma part, je suis contre. Le geste létal doit rester sous contrôle d'un professionnel de santé afin d'assurer aux malades un maximum de sécurité et d'éviter tout trafic de produits létaux.

Pascal ne voulait pas de ça. Il ne voulait pas non plus attendre éternellement que la France se décide à légiférer sur le sujet. Sa seule échappatoire, s'il voulait mourir selon ses volontés, était donc de se tourner vers une demande d'aide en Belgique.

Je me permets de lui demander s'il a pu parler de son projet à ses médecins français.

– *Oh oui, docteur ! J'ai bien tenté d'aborder cette question avec eux, mais chaque fois, ils ont esquivé. Botté en touche.*

Ne pas avoir de réponses à donner à leurs malades doit parfois poser problème à mes confrères français. Peut-être même les mettre mal à l'aise. D'autres encore refusent de s'étendre sur la question de la souffrance. Je ne les comprendrai jamais !

– *Que se passe-t-il après ?* me demande encore Pascal.

Ce n'est jamais facile de répondre à ce genre de question. Les patients veulent souvent savoir de quoi sera fait un « après » qu'ils se sont peut-être déjà imaginé dans leur tête... Je n'esquive pas la question, j'y réponds toujours le plus honnêtement possible, même si ce sont des sujets extrêmement pénibles à aborder et à entendre.

– *Votre corps restera vingt-quatre heures à la morgue de l'hôpital, c'est le délai légal avant qu'il puisse être enlevé par les pompes funèbres que vous aurez choisies et contactées à l'avance. Elles interviendront et se chargeront des formalités à effectuer. Le certificat de décès indiquera que vous êtes décédé de « mort naturelle », comme le prévoit la loi. Nous remplirons alors le document officiel déclarant l'euthanasie, il sera envoyé à la Commission de contrôle. Que le malade soit belge ou étranger, la procédure de déclaration est la même.*

Son épouse prend des notes. J'ai l'impression qu'elle veut me demander autre chose encore, sans réussir à se lancer. Sur le sujet, il n'y a pourtant pas de questions idiotes ou interdites !

– *Avez vous d'autres interrogations ? Je suis là pour vous répondre.*

Après un instant d'hésitation, la femme ose me poser la question qui met souvent tout le monde mal à l'aise :

– *Combien tout cela coûte-t-il, docteur ?*

Il existe une rumeur tenace sur l'euthanasie en Belgique, encore une, selon laquelle les médecins s'enrichissent en la pratiquant. Ce n'est pas le cas. Pour un ressortissant belge, l'euthanasie est presque gratuite, puisqu'elle est remboursée par la Sécurité sociale au même titre que n'importe quel autre acte médical. Pour un étranger, c'est différent puisqu'il lui faudra obligatoirement être hospitalisé pour pouvoir bénéficier d'une aide à mourir. Je ne peux pas euthanasier un malade dans mon cabinet médical, et c'est vrai qu'une chambre seule dans un hôpital représente un certain coût.

Je n'aime pas parler argent, et encore moins dans ces circonstances. L'épouse de Pascal a noté toutes ces informations sur son petit carnet. Je lis une certaine surprise sur son visage. Les Français ne sont pas habitués à régler les frais engendrés par leur hospitalisation, la note étant envoyée directement à leur caisse d'assurance maladie.

Une fois toutes les questions posées, les choses clarifiées, nous décidons de nous séparer. Pascal devra me recontacter pour me confirmer – ou non – son souhait de mourir. D'ici une semaine, quinze jours, il m'enverra un mail ou un courrier avec sa déclaration signée. Je vois un léger sourire se dessiner sur son visage au moment de quitter mon cabinet.

– *J'avais peur que vous me disiez non, docteur !* me glisse-t-il, soulagé.

Je lui souris à mon tour.

Moi aussi je suis soulagé. Ému, comme après chaque consultation semblable. Et serein, aussi. Le soulagement de Pascal était perceptible lorsqu'il a prononcé sa dernière phrase. Si je ne ressens pas de culpabilité, je suis en revanche fatigué. Il faut que j'évacue toute cette émotion. Je ne peux pas enchaîner avec les angines, les rhumes et les arrêts de travail, les habituels tracas de mes patients. J'ai annulé tous mes rendez-vous. Demain, heureusement, je serai de nouveau le médecin de la bobologie, des cas que je pourrai soigner, guérir…

Quelques semaines plus tard, je revois Pascal et son épouse. Ils m'ont téléphoné. Plus tôt que je ne pensais : l'état de Pascal a empiré. Il souhaite plus que jamais être aidé à mourir rapidement. Il me l'a dit par écrit à plusieurs reprises et me le répète encore une fois face à moi. Devant une telle détermination, je lui propose une date proche. Il accepte sans hésiter. Pascal sera donc euthanasié bientôt. La prochaine fois que nous nous verrons, ce sera à l'hôpital. La veille de son départ.

De fait, un mois plus tard, je le retrouve le soir de son admission, dans sa chambre au cinquième étage.

Son épouse et ses enfants sont à ses côtés. Pascal semble « heureux » d'être là. Le mot peut paraître exagéré, et pourtant, c'est vraiment l'impression qu'il donne. Moi, je suis triste, bien sûr. Triste de savoir que demain Pascal quittera ses proches. Triste aussi à l'idée que la médecine ne puisse pas lui offrir d'espoir de guérison. De retour chez moi, comme toutes les nuits qui précèdent une euthanasie, je dors très mal.

Le lendemain matin, au moment venu, l'infirmière installe la perfusion, « pas trop longtemps à l'avance », comme je l'avais promis à Pascal, lors de notre première rencontre. Je redemande à mon patient une nouvelle fois si c'est bien sa volonté de mourir. Sa réponse est claire et nette, dite sur un ton affirmé :

– *C'est bien ce que je veux, docteur.*

Je m'assois à côté de lui. Son épouse a pris place elle aussi à son chevet, de l'autre côté du lit. Nous lui tenons chacun une main. Ses deux enfants, un garçon et une fille, n'ont pas souhaité assister au dernier voyage de leur père. Ils se sont éclipsés dans le couloir. Je perçois, à intervalles réguliers, leurs sanglots. Je regrette de ne pas avoir pu les rencontrer avant. Je les ai vus la veille, mais nous n'avons pas échangé. Ils n'ont pas pu me poser de questions, je n'ai pas pu leur expliquer. Et aujourd'hui, je devine dans leur regard une certaine défiance à mon égard, un peu comme si j'étais le bourreau venu exécuter leur père. Ce malentendu me met mal à l'aise. Je crains l'instant où je vais les croiser de nouveau. J'ignore leurs positions sur le choix qu'a fait Pascal. J'imagine que s'ils sont là, c'est qu'ils l'acceptent. À contrecœur, peut-être.

Dans la chambre, nous sommes tous prêts. Je fais un signe de la tête au médecin hospitalier qui réalise l'euthanasie et, me penchant vers Pascal, je lui murmure : « Au revoir, je vous souhaite un bon voyage ».

Calmement, sereinement, apaisé, Pascal s'endort. Il ne souffre plus. Pendant quelques instants, le silence règne dans la petite chambre, chacun retenant son souffle, les yeux rivés sur le visage de Pascal. Personne ne bouge, le temps est comme suspendu… Puis doucement, les sanglots envahissent l'espace. L'épouse est dévastée, comme je l'avais pressenti. Je tente de la réconforter. Dans le couloir, les enfants eux aussi sont dans un état épouvantable. J'entends leurs pleurs, cette fois. Ils me vrillent le cœur. Je n'ose aller vers eux, de peur de les importuner et de sortir de mon rôle de médecin. Je sens encore ce regard peu amène sur moi, comme si, inconsciemment, ils me reprochaient d'avoir accédé à la demande de leur père et d'avoir accompli le geste létal, comme si j'avais fait quelque chose de mal.

Ma place n'est plus ici. J'abandonne la chambre et les larmes pour aller remplir les documents obligatoires dans la salle des infirmières. Puis je retourne une dernière fois dans la chambre, pour prendre congé de la famille. Pascal est allongé sur son lit, la vie l'a définitivement quitté. Le médecin légiste n'est pas encore passé pour constater le décès. Cette formalité réglée, le corps sera transporté à la morgue de l'hôpital, avant d'être confié aux pompes funèbres après le délai d'attente légal. Pascal sera incinéré le surlendemain. Lorsque je m'approche, l'épouse de Pascal ne pleure plus. En me voyant, elle vient vers moi.

– *Merci, docteur*, me dit-elle simplement, avant de s'en retourner auprès de son époux.

– 6 –

Les Belges, les Français et l'euthanasie

Ma boîte aux lettres est encore pleine. Des factures, une carte postale, quelques prospectus… et d'épaisses enveloppes envoyées depuis la France. Le visage de Marianne, rouge, vert, bien droit ou de guingois, reproduit en de multiples exemplaires façon Warhol, apparaît pratiquement tous les jours au milieu de mon courrier, chez moi ou à mon cabinet. Des avis de recommandés avec accusé de réception, qui m'obligent à courir au bureau de poste pour récupérer les liasses de missives. Je sais avant même de les décacheter ce que contiennent toutes ces enveloppes : de longs feuillets en pattes de mouche ou Times New Roman, détaillant une vie brisée. Des lignes et des lignes rédigées par des Français qui me parlent de leur maladie grave et incurable, de leur handicap, et me réclament une fin de vie rapide, douce, sereine. Choisie. La lettre se termine toujours par une même supplique : « Je voudrais que vous me fixiez un rendez-vous pour venir vous consulter en Belgique et pouvoir bénéficier de votre loi ! »

Je dois avouer que parfois, submergé par leur nombre toujours croissant, je suis tenté de ne plus ouvrir ces lettres. Je conserve bien sûr tous ces courriers, que je parcours lorsque mon emploi du temps me le permet. Certains après-midi, je m'installe à mon bureau et je prends le temps de les lire. Là encore, je n'ai pas d'autre choix que de faire une sorte de tri : je ne réponds qu'aux cas les plus graves, à ceux qui me touchent le plus. L'émotion est toujours présente, les situations décrites sont terribles. Toutes ces personnes âgées épuisées, tous ces hommes et toutes ces femmes encore jeunes, ces mères de famille avec des enfants en bas âge… Ils se battent, courageusement, contre la maladie la plupart du temps. Mais parmi eux, il y a aussi ceux pour qui le combat est perdu, pour qui il n'y a plus aucun espoir, ni de guérison ni de rémission : cancers avancés et souvent arrivés à leur stade terminal, maladies neurodégénératives, scléroses en plaques, maladies de Parkinson, et la plus terrible et tant redoutée : la maladie de Charcot, aussi connue sous le nom de « SLA », pour sclérose latérale amyotrophique.

Chaque fois que je lis un courrier, je suis attristé en découvrant le parcours de tous ces malades qui seront obligés de quitter leur pays pour venir mourir dans le mien, l'un des rares à autoriser une mort choisie, dans le respect de leur dignité. C'est une épreuve supplémentaire. Beaucoup habitent loin de la Belgique et, dans leur état de santé précaire, il va leur falloir faire des kilomètres pour venir me consulter à Bruxelles. Loire-Atlantique, Gironde, Isère, Var, Bouches-du-Rhône, Martinique… Certains ne peuvent même plus faire le trajet en voiture, ils se déplacent alors en ambulance, parfois même accompagnés par un infirmier ou une infirmière qui leur prodiguera les soins nécessaires durant ce voyage aux allures de périple. Cet exil forcé est-il tolérable ? Cette double peine est-elle acceptable ? Ceux qui ont le courage de s'engager dans ce parcours du combattant ne sont apaisés que lorsque je les ai rassurés en leur confirmant qu'ils entrent bien dans le cadre de notre loi. C'est un soulagement énorme pour eux de recevoir mon assentiment.

Comment tout ceci est-il arrivé ? Comment suis-je, en matière d'euthanasie, devenu l'un des médecins belges les plus sollicités par les Français ? À l'époque où la Belgique a dépénalisé l'euthanasie, en 2002, il était rare qu'un malade français requière mon aide.

Médecin généraliste, je n'aidais à mourir que des patients belges que je soignais depuis longtemps. Je ne me posais pas la question de savoir si des étrangers souhaitaient venir mourir en Belgique, certainement parce que cette démarche me semblait improbable. Quitter sa maison, son univers, s'expatrier, entreprendre un long voyage pour venir mourir au plat pays qui est le mien : voilà bien une situation que je n'avais pas envisagée. Et puis, petit à petit, les demandes se sont multipliées. Quelques-unes au départ, puis une par mois en moyenne et au fil du temps, elles sont devenues de plus en plus nombreuses et actuellement, j'en suis à une… par jour (si ce n'est plus !). À côté des lettres, des mails, je reçois aussi des appels sur mon téléphone personnel. Maintenant, dès que l'indicatif téléphonique « +33 » s'affiche sur l'écran de mon portable, je sais qu'à l'autre bout du fil, il y a un malade français, et j'hésite à décrocher. Je sais déjà ce qu'on va me demander…

Je ne fais pas le compte, mais je peux affirmer qu'aujourd'hui, les demandes d'aide à mourir me parviennent essentiellement de Français. Je ne vois quasiment plus de Belges ! Mes compatriotes semblent beaucoup plus sereins et beaucoup moins demandeurs, parce qu'ils savent qu'ils auront le droit de choisir leur façon de mourir le moment venu. Sans mauvais jeu de mots, leur fin de vie n'est donc pas une préoccupation vitale.

Toutes ces requêtes françaises ont afflué, me semble-t-il, à partir de 2012. Cette année-là, la question de la fin de vie est au programme de plusieurs candidats à l'élection présidentielle. Le socialiste François Hollande fait à des électeurs de plus en plus préoccupés par le sujet la promesse numéro 21 :

« Je proposerai que toute personne majeure en phase avancée ou terminale d'une maladie incurable, provoquant une souffrance physique ou psychique insupportable, et qui ne peut être apaisée, puisse demander, dans des conditions précises et strictes, à bénéficier d'une assistance médicalisée pour terminer sa vie dans la dignité. »

Le mot « euthanasie » est soigneusement et volontairement occulté. Cette promesse électorale a-t-elle été ainsi rédigée afin de lui laisser toute latitude pour ne rien changer à la loi existante ? Je me pose souvent la question.

Les Français y ont cru. La proposition a soulevé un grand espoir chez tous ceux, nombreux, qui attendaient que la loi évolue et leur permette d'avoir le droit de choisir leur moment et leur manière de mourir. Près de 90 % de la population y était favorable, comme le montraient les sondages de 2012 ! Le changement, c'est maintenant !

L'opinion publique affirmait ainsi son désir de dépasser la loi en vigueur à ce moment-là, la loi Léonetti, votée en 2005. Le texte avait été débattu deux ans après ce qui était devenue « l'affaire Vincent Humbert ». Ce jeune homme, tétraplégique, aveugle et muet après un grave accident de la circulation survenu en 2000, réclamait un droit à mourir qui lui était constamment refusé. Il avait écrit au président de la République de l'époque, Jacques Chirac. En vain. En 2003, sa mère et son médecin avaient finalement aidé Vincent à mourir, lui administrant une forte dose de barbituriques. Arrêtés, Marie Humbert et le docteur Frédéric Chaussoy ont finalement bénéficié d'un non-lieu en 2006. Leur geste a suscité un vaste débat en France et poussé les pouvoirs publics à légiférer… pour le moins mollement.

De fait, plus de deux décennies plus tard, la question de la fin de vie n'est toujours pas réglée et soulève toujours autant de vifs débats au sein de la société française. Car cette loi Léonetti, première du nom, ne clarifie rien. Certes, elle autorise l'arrêt des traitements lorsque le malade est entré dans une phase dite d'« obstination déraisonnable » : les unités de soins palliatifs prennent alors le relais jusqu'au moment du décès. Pas question pour autant d'un droit à l'euthanasie !

Le drame qu'a vécu Vincent Humbert n'était pas un cas isolé. D'autres « affaires », tout aussi dramatiques, ont suivi. Une suite de noms à jamais attachés au combat pour une fin de vie digne. Comment oublier Chantal Sébire ? Cette pauvre femme était atteinte d'un cancer du visage qui la défigurait. Elle n'a pas hésité à l'exposer aux caméras des médias pour réclamer, en vain elle aussi, le droit à mourir. On se souvient aussi d'Hervé Pierra, à peine trentenaire, mort après huit ans de coma végétatif et six jours d'une horrible agonie. Ses parents ont écrit un livre dénonçant les insuffisances de la loi Léonetti et l'abominable et inhumain « droit au laisser-mourir ». Plus récemment, Anne Bert a marqué les esprits en partant mourir en Belgique. « J'aime trop la vie pour me laisser mourir », témoignait-elle dans un vibrant récit. Et bien sûr, Vincent Lambert, dont l'histoire aux indécents rebondissements fait régulièrement la une des journaux. Et combien d'autres anonymes…

Je ne pensais pas que le sujet de la fin de vie pouvait être aussi polémique, déchaîner autant de passions et de violence. Cette question se différencie de celle du « mariage pour tous » ou de la procréation médicalement assistée (PMA) pour les couples homosexuels ou les femmes seules : tout le monde, sans exception, est concerné par la mort, tout le monde est susceptible d'être un jour confronté à une fin de vie douloureuse. La sienne ou celle d'un proche. Pourquoi est-ce aussi explosif en France ? Pourquoi n'est-ce pas le cas en Belgique ? Certes, l'euthanasie a ses partisans et ses opposants. Mais pas au point de les amener à s'entre-déchirer!

Personne n'aime parler de la mort, pas plus à Paris qu'à Bruxelles. Pour nous aussi, médecins, c'est un sujet délicat à aborder avec nos patients. Je comprends qu'il y ait une certaine réticence à l'évoquer. Tant que nous sommes bien portants, nous n'avons pas envie de penser à la mort…

Le seul mot « euthanasie » semble tabou, beaucoup de Français n'aiment pas le prononcer. C'est étonnant, parce que ce terme, d'origine grecque, signifie « bonne mort », « mort douce ». Certains l'associent encore aux horreurs commises par les nazis pendant la Seconde Guerre mondiale. Même les hommes politiques s'interdisent de le prononcer lorsqu'ils abordent la fin de vie. Les Belges n'ont pas de réactions aussi épidermiques. C'est vrai que, comme la loi leur permet de mourir selon leur volonté, le sujet est moins évoqué qu'en France, mais la pratique de l'euthanasie a été bien mieux acceptée chez nous. Actuellement, les personnes qui entrent dans une maison de retraite remplissent un formulaire qui permet au personnel de l'établissement de connaître leur volonté afin de pouvoir la respecter le moment venu. Et ça ne choque personne.

Je n'avais pas conscience de ces non-dits français sur la fin de vie jusqu'à ce que je reçoive tous ces témoignages, véritables appels à l'aide, mais aussi reflets d'une société où l'on meurt mal. Beaucoup m'ont fortement impressionné. Je les ai consignés dans de petits livrets afin de ne jamais les oublier. Ils sont émouvants et traduisent souvent les angoisses des malades face à cette échéance, ou plutôt cette déchéance qui se profile à l'horizon de leur maladie et que la loi les condamne à endurer.

Les mots employés sont souvent très durs. Ceux de cet homme, par exemple :

« Je suis un quadragénaire atteint d'un cancer généralisé. Cela fait vingt-six mois que cela dure. Lorsque j'ai été opéré, in extremis, du côlon, les deux lobes du foie étaient déjà porteurs de métastases. J'ai logiquement refusé la chimio et je m'en félicite tous les jours (...). À ce stade je suis encore autonome, mais pour combien de temps ? Vivre le présent offre aux personnes bien portantes la chance de vivre à l'infini. Pour ma part, je suis désormais réduit à exister... Je suis devenu en quelques semaines un spectateur de cette vie, la marionnette du fléau, le pantin auquel on afflige au gré de ses caprices toutes les douleurs, à n'importe quel moment. Je ne veux pas que mes derniers moments soient cadencés par les visites de ma famille à mon ombre sur un lit d'hôpital. Je sais que si je n'agis pas rapidement, les blouses blanches me laisseront descendre dans l'absence de toute dignité vers l'inacceptable... Ma crainte ultime, vous l'avez compris, est de tomber entre leurs mains, et de subir les inepties tragiques du gouvernement français, à savoir la loi Léonetti et autres préconisations Sicard et Claeys[1]. Je me tourne donc vers vous posément pour solliciter votre aide. J'ai fait le cheminement d'apprendre à mourir durant tous ces mois. La crainte n'est plus la mort depuis longtemps, mais une fin de vie sordide, dégradante et pesante pour moi et pour toute ma famille. »

Ou encore cette femme atteinte d'un cancer du visage. Bouleversant :

« J'ai 58 ans, je souffre d'un cancer maxillo-facial depuis dix-sept ans. Après une rémission de douze ans, j'ai récidivé en 2013, et depuis les opérations s'enchaînent avec les séances de radiothérapie. J'ai eu une vie magnifique et la grande chance d'être

1. Le rapport Sicard, remis en 2012 à François Hollande, rappelait la possibilité d'obtenir une sédation profonde. La légalisation de l'euthanasie n'y était pas envisagée, au contraire de l'assistance médicalisée au suicide.
Le rapport Claeys-Léonetti, remis en 2015, a abouti à la loi portant le même nom et autorisant la sédation profonde et continue.

accompagnée par une famille formidable et des enfants débordant d'amour et d'attention à mon égard. Aujourd'hui, les médecins et chirurgiens arrivent doucement à la fin des possibilités médicales par rapport à cette longue maladie. Alors pas question pour moi de passer à l'étape suivante (soins palliatifs, voire sédation profonde) selon la volonté des médecins. Ce n'est pas ce que je veux. Mon choix est fait depuis bien longtemps et c'est pour cette raison que j'ai dû me tourner vers la Belgique. J'ai eu une belle vie, je veux une belle mort. J'en suis à dix opérations, dont sept au niveau du visage. Après avoir pris le temps (plusieurs années) de monter un dossier en bonne et due forme, par rapport à la loi belge, le docteur Yves de Locht m'a promis son aide, le jour venu, lorsque je ne supporterai plus la douleur physique et/ou psychique. J'ai toute confiance en ce médecin prêt à donner de sa personne et à faire pour moi ce dernier soin dans la paix et la sérénité. Je ne le remercierai jamais assez de m'avoir donné la possibilité d'envisager la mort avec le sourire. Maintenant, je n'ai plus peur et j'en profite pour me battre encore et encore afin d'apprécier le plus longtemps possible ces précieux moments de vie qui me restent encore. »

D'autres m'écrivent simplement pour me raconter le calvaire qu'a vécu un de leur proche et qui, par répercussion, est devenu le leur. Un homme m'a ainsi relaté le cauchemar que furent les dernières semaines de son frère aîné atteint d'un cancer généralisé, alors qu'il n'avait qu'une quarantaine d'années :

« Mon frère était très angoissé à l'idée de devenir dépendant et d'avoir à subir la déchéance de son corps dès lors qu'il serait placé dans un service de soins palliatifs. Pour toutes ces raisons, il avait formulé le choix de s'éteindre sereinement, dignement, sans souffrance, sans déchéance et sans acharnement. “S'il faut que je meure, disait-il, alors je veux que ce soit en m'endormant tout simplement d'un sommeil profond et sans réveil...” »

C'est tout l'inverse qui s'est produit, me raconte l'auteur de la lettre. Son frère a été victime d'acharnement thérapeutique, endurant d'horribles souffrances, complications pulmonaires, détresse respiratoire... « Son regard implorait la délivrance et l'aide à mourir. Ce que nous n'avons pas pu lui apporter. »

Des histoires comme celles-ci remplissent les pages de mes carnets et les recoins de ma mémoire. Je peux continuer à les alimenter encore aujourd'hui, les demandes d'aide et les témoignages de proche n'ont jamais cessé de me parvenir ; il m'en arrive peut-être plus encore maintenant parce que de plus en plus de malades français savent que la Belgique dispose d'une loi de liberté qui pourrait les aider à mieux mourir. Les cas médiatisés ont fait progresser encore le nombre de demandes.

Je n'invente rien, la réalité est bien celle que je décris, et je ne peux que constater l'existence d'un réel problème chez mes voisins français. On me raconte souvent, dans les réunions d'information organisées par l'ADMD France (Association pour le droit de mourir dans la dignité) auxquelles je participe, ces fins de vie catastrophiques : « acharnement thérapeutique », « déchéance », « indignité » sont des termes qui reviennent systématiquement. À l'issue de mes interventions, beaucoup de participants se pressent autour de moi. Chacun me pose des questions, m'expose sa situation, son parcours personnel, celui d'un proche. On me rapporte l'indifférence de certains soignants, la grande humanité de beaucoup d'autres. On me demande, avec espoir et insistance, des adresses, des numéros de téléphone de médecins belges susceptibles de bien vouloir les recevoir en consultation en vue d'obtenir une aide à mourir. Je ne donne aucun renseignement, aucun nom, je n'en ai pas le droit. C'est interdit. Je demande même à ce qu'on oublie le mien, je cache le chevalet où est inscrite mon identité : il m'est impossible d'aider tous ces malades. Impossible parce qu'il y a beaucoup trop de demandes et que mon emploi du temps ne me le permet pas. Impossible aussi parce que, moralement, je ne peux pas pratiquer une euthanasie chaque semaine.

J'ai la chance d'avoir rencontré, il y a une dizaine d'années, une femme formidable, Claudette Pierret, qui m'épaule dans tout ce travail d'aide aux malades français. C'était à l'occasion d'une de ces conférences de l'ADMD France qu'elle avait organisée à Longwy, en Meurthe-et-Moselle, à 7 kilomètres de la frontière belgo-luxembourgeoise – une situation géographique privilégiée dans le combat qu'elle mène depuis si longtemps. Claudette Pierret est adhérente de l'association depuis plus de trente ans, et déléguée-adjointe de l'antenne départementale depuis plus de vingt ans. Elle milite activement pour le droit à une mort choisie.

Nous avons fait plus ample connaissance et une belle amitié est née entre nous. Au fil du temps et des demandes d'aide de plus en plus nombreuses des malades français, Claudette Pierret, qui connaît parfaitement bien la loi belge, est devenue ma « secrétaire bénévole » ! Je souris en l'appelant ainsi, mais c'est la réalité. Je lui transmets toutes les demandes des malades qui me contactent directement par téléphone, par mail ou courrier. Elle les prend en charge, explique les conditions de la loi belge, crée les dossiers, récupère les fiches de renseignements dont j'ai besoin, ainsi que les comptes-rendus médicaux attestant la maladie et l'état de santé actuel de la personne. Elle me fait parvenir systématiquement le tout afin que je puisse voir très rapidement si ces malades entrent – ou pas – dans le cadre de notre législation et peuvent espérer y être aidés.

Clo, comme je l'appelle affectueusement, est retraitée. Elle était secrétaire de direction, parfaitement organisée. Elle reçoit pratiquement autant de sollicitations que moi ! Patiente, elle répond toujours aux questions. Elle sait aussi écarter les demandes qui n'entrent pas dans le cadre de la loi belge, m'évitant de perdre du temps dans la lecture de ces dossiers irrecevables. Certaines demandes sont vraiment très farfelues ! Il faut alors expliquer pourquoi nous ne pouvons rien, de manière limpide, afin que ces gens-là comprennent et ne se sentent pas balayés d'un revers de la main. Lorsque Claudette Pierret me transmet la demande d'un malade français, le dossier est complet, solide, sérieux. C'est une aide inestimable.

– 7 –

Une mort choisie

Pourquoi vouloir mourir ? C'est l'aboutissement d'une longue réflexion, d'une succession de batailles contre la maladie, dont les premières ont été gagnées et les dernières, définitivement perdues. L'euthanasie est une mort choisie, mais avant tout, une mort douce, pour échapper au suicide, qui aboutit généralement à un décès dans des conditions atroces. Parfois, le malade se retrouve même dans un état encore plus difficile que celui auquel il voulait échapper.

Une euthanasie se passe dans de bien meilleures conditions pour le malade et pour son entourage. Tout le monde est préparé à son départ, de façon plus sereine puisque chacun sait que celui-ci se fera sans douleur. Celui qui souhaite partir se couche dans son lit, ce cocon rassurant et familier. Il ferme les yeux aussitôt après avoir reçu l'injection létale, et s'endort très rapidement. Sa respiration se fait plus lente, avant de cesser progressivement. La vie s'arrête en quelques minutes, sans souffrance ni violence.

« Ce n'est que ça ! » m'a un jour dit le fils d'un patient que j'avais aidé à partir.

Cette belle mort est pourtant refusée aux Français. Malade, Christian, mon ami berrichon, souhaite un jour pouvoir bénéficier d'une euthanasie en Belgique. Il y a longuement réfléchi : « Avoir l'assurance que je pourrai, lorsque je le souhaiterai, obtenir de l'aide pour finir paisiblement mes jours me permet de mieux accepter la maladie incurable dont je souffre, de ne pas éprouver l'angoisse d'avoir, peut-être, à subir une fin de vie douloureuse et de savourer pleinement le bonheur que m'apporte mon existence aujourd'hui. »

Angoissés par une fin de vie qui s'annonce douloureuse, des malades désespérés finissent par commettre l'irréparable. Ils se suicident, dans des conditions affreuses, parce qu'ils n'ont pas d'autre choix. Ils se gavent de médicaments, se pendent, s'enferment la tête dans un sac plastique hermétique pour mourir par asphyxie. C'est insupportable. Tout ça parce qu'ils ont demandé en vain de pouvoir mourir sereinement, que le temps presse et qu'ils veulent en finir avant d'être privés de leur liberté d'agir…

« J'ai essayé de me supprimer avec des moyens barbares qui n'ont pas réussi, à part m'envoyer aux urgences de l'hôpital… » me racontait ainsi une dame de 90 ans qui se plaignait de « souffrir de partout ». Elle ne donnait pas de détails, j'imagine qu'elle s'est préparé des cocktails de médicaments en espérant que le mélange lui serait fatal.

Lucette*, elle, était paralysée par trois maladies incurables. Coincée dans un fauteuil, réduite à ne se nourrir que de liquides, à la paille, elle souhaitait simplement partir dignement. Trop de traitements, trop d'opérations, elle n'en pouvait plus. « Je me prépare à essayer d'avaler ma sinistre paille », promettait-elle, n'ayant trouvé que cette solution pour en finir. S'étouffer avec ce petit tube de plastique… Dieu merci, Lucette n'a pas eu besoin d'en arriver à une telle extrémité : elle a été euthanasiée chez nous, en Belgique.

Dans sa dernière lettre, que j'ai reçue après son décès, elle nous a témoigné toute sa gratitude :

« J'aimerais que les médecins français sachent que leurs confrères belges qui m'ont reçue sont des personnes hors du commun, d'une humanité exceptionnelle, d'une simplicité et d'une gentillesse extraordinaires... Je ne pourrai jamais assez les remercier. Avoir fait ce geste les grandit car ils ont reconnu en moi avant tout l'être humain en souffrance. »

Mon orgueil de Belge en a été flatté !

Ces témoignages ne représentent que deux cas parmi tant d'autres. La presse française se fait régulièrement l'écho d'« affaires » dramatiques comme celles-ci, qui relancent chaque fois, en vain, le débat sur l'euthanasie. Des malades gravement atteints, des personnes âgées en souffrance qui, face à une impasse, tentent de mettre fin à leurs jours par leurs propres moyens. Comment, par exemple, oublier Bernard et Georgette Cazes, « les amants du Lutetia » ? En novembre 2013, ce couple de brillants intellectuels, mariés depuis plus de soixante ans, se suicidait dans une chambre de ce grand hôtel parisien. Main dans la main, allongés côte à côte. Le drame a fait la une des journaux et choqué l'opinion publique française. Leur fils a expliqué, quelques jours plus tard, que ses parents s'y préparaient depuis plusieurs dizaines d'années. Ils « craignaient la séparation et la dépendance bien plus que la mort » qu'ils voyaient se profiler à grands pas[1]. À un ami, Bernard Cazes avait écrit que son épouse devenait aveugle et qu'il ne se voyait pas vivre sans celle qui partageait son quotidien

1. *Le Figaro*, 25 novembre 2013 : « Double suicide au Lutetia : "Mes parents craignaient la dépendance." »

depuis tant d'années. « Vous imaginez que nous allons faire tout ce que nous pouvons pour mettre fin à nos jours. Ce n'est pas sans déchirement que je vous dis adieu », achevait-il sa missive[1]. J'ignore de quelles maladies l'un et l'autre souffraient, ils semblaient suffisamment à bout pour vouloir mettre ainsi fin à leurs jours.

Avant de partir, ils ont laissé deux lettres, l'une pour leur famille, l'autre destinée au procureur de la République. « La loi interdit l'accès à toute pastille létale qui permettrait une mort douce », y écrivaient-ils. « De quel droit contraindre une personne à des pratiques cruelles quand elle veut sereinement quitter la vie[2] ? » Comme une protestation politique extrême, ce couple, en se donnant la mort, a voulu dénoncer l'absence de loi autorisant une mort sereine, douce et choisie.

Jean et Josiane Mercier ont eux aussi jeté une lumière crue sur la réalité de la fin de vie en France. En 2011, Jean, 83 ans, accepte d'aider sa femme à mourir. À plusieurs reprises déjà, elle avait tenté de se suicider. Elle répétait son envie d'en finir avec la vie. Usée par une dépression, diminuée par une fracture

1. *Le Monde*, 27 novembre 2013 : « Ces couples âgés qui ont choisi de "quitter la vie" ensemble ».
2. *Ouest France*, 25 novembre 2013 : « Paris. Les époux de 86 ans se suicident à l'hôtel ».

du poignet et d'infructueuses tentatives de mettre fin à ses jours, Josanne n'était plus capable de se donner, seule, la mort. Elle a demandé de l'aide à son mari. Jean a accepté. Un à un, l'octogénaire à déblistéré les comprimés de somnifère que sa femme avait soigneusement accumulés. Il les a fait fondre dans un verre d'eau, qu'il a tendu à Josanne. C'est ensuite Josiane qui, seule, sans l'aide de Jean, a avalé la boisson fatale. Couchée dans son lit, son époux à son chevet, Josiane s'est endormie paisiblement, comme elle le désirait depuis longtemps. Jean est resté avec elle jusqu'au bout. Ce n'est qu'après sa mort qu'il a appelé le médecin.

Son geste d'amour lui a valu de longues années de confrontation avec la justice. Pas moins de six ans, avec un procès en première instance et plusieurs appels. Poursuivi pour non-assistance à personne en danger, Jean a d'abord été condamné à un an de prison avec sursis en 2015 par le tribunal correctionnel de Saint-Étienne. « Pourquoi du sursis ? Parce que je suis vieux ? Condamnez-moi ou laissez-moi libre ! » s'était indigné l'homme à l'annonce du verdict[1]. L'année suivante, la cour d'appel de Lyon acquittait l'octogénaire. L'histoire aurait pu, aurait du, s'arrêter là. Sauf que le parquet de Lyon a fait

1. Propos rapportés par Jean-Luc Romero dans sa « Lettre ouverte à Brigitte Macron ».

appel de cette décision de relaxe. Troisième procès pour Jean Mercier, devant la Cour de cassation cette fois. Le 14 décembre 2017, le verdict tombe : Jean Mercier est définitivement relaxé. À 89 ans ! Jean Mercier a tenu bon toutes ces années, malgré son âge, malgré la maladie de Parkinson qui l'affaiblissait, malgré l'acharnement. Il ne regrette rien : « Je le referais s'il le fallait, sinon je me sentirais coupable vis-à-vis d'elle et de moi-même. C'était de l'assistance à personne en danger[1]. »

Des malades qui se suicident, des conjoints qui, par amour, s'aident mutuellement, ne sont pas des situations exceptionnelles. Elles illustrent, s'il fallait encore des exemples, à quel point on meurt mal en France, où le taux de suicides est dramatiquement élevé. Près de 10 000 chaque année. Parmi les pays de l'OCDE[2] seuls le Japon et la Corée du Sud font pire. Plus inquiétant encore : sur ces 10 000, ce sont 3 000 personnes âgées de 65 ans et plus qui commettent l'irréparable chaque année. Plus les Français vieillissent, plus le taux de suicides augmente : 32 suicides pour 100 000 habitants parmi les 75-84 ans, 44 chez les 85-94 ans[3]. Comment un État peut-il laisser de tels drames se produire depuis aussi longtemps sans prendre les décisions qui s'imposent ?

1. *Ibid.*
2. Statistiques données par Jean-Luc Romero dans sa « Lettre ouverte à Brigitte Macron ».
3. *Ibid.*

Envisager sa mort, surtout quand elle se rapproche, n'est réjouissant pour personne. C'est pire encore lorsque celle-ci arrive par un suicide. Tous les malades qui sont venus me consulter voulaient vivre… Ils avaient une existence heureuse, avec des hauts et des bas, bien sûr. Ils jouissaient d'une vie de famille épanouie, appréciaient leur travail, savouraient une retraite bien méritée. Jusqu'à ce qu'une maladie et l'affliction qu'elle génère se mettent en travers de leur chemin. Ce sont elles, et elles seules, qui motivent le désir de quitter ce monde, dès lors que la souffrance s'est installée et que la déchéance se profile à l'horizon.

Et pourtant, ces malades-là n'ont pas baissé les bras. Au contraire, ils se sont retroussé les manches. Ils ont accepté les traitements que leur proposait le corps médical, supporté les examens, les médicaments et leurs effets indésirables. Puis un jour, ils ont compris que les soins étaient devenus inutiles. Ils ont alors choisi de mettre fin à leur calvaire et à celui de leur entourage. Pourquoi faudrait-il accepter de souffrir et de faire souffrir inutilement ses proches quand, à l'évidence, il n'y a plus rien à faire ? Pourquoi devrait-on accepter des souffrances insupportables et envisager une déchéance dont le patient, seul, peut fixer les limites acceptables ? Qui peut avoir envie de recevoir la becquée ? De porter des couches ? D'avoir quelqu'un pour lui faire sa toilette intime ?

André* s'est posé toutes ces questions.

« Oui, je suis heureux de vivre, vous ne pouvez l'imaginer. Mais c'est principalement parce que j'aime cette vie que j'aimerais que vous m'aidiez. Toute ma vie a été orientée vers le bonheur des miens. Ils m'ont tout donné, je leur dois tout. Aujourd'hui, par cette belle journée d'automne, je vois ma douce épouse et souvent mes deux enfants, heureux ensemble, travailler dans le jardin. Dans ce beau monde de couleur, ils s'apportent l'un l'autre tout le bonheur du monde. Et moi, moi, je demande encore et encore… Je n'en peux plus de voler leur bonheur, je n'en peux plus de vivre mal, mal d'avoir des pensées suicidaires qui ne pourraient que leur laisser de mauvais souvenirs. “Il n'était pas comme ça, papa.” J'ai besoin de vous. Aidez-moi à leur laisser de beaux souvenirs, aidez-moi à abréger leur chagrin. Ils méritent tellement mieux. J'ai besoin de vous. Est-ce arrogant de ma part de réclamer encore un peu plus à la vie ? J'aimerais leur en donner encore un peu. Car c'est de ça qu'il s'agit, bien mourir, c'est encore un peu vivre. »

Je vois défiler à mon cabinet des personnes comme André. Leur décision d'en finir n'est pas égoïste, elle est le fruit d'échanges, de discussions avec leurs proches. Souvent, d'ailleurs, ces malades sont accompagnés de leur conjoint, de leurs enfants, d'un frère, d'une sœur, de leur père ou de leur mère parfois. Les Français qui viennent me consulter ne font jamais le chemin seuls. Ces proches ont accepté leur choix. Ils savent que c'est ce que veut l'être cher qu'ils accompagnent. Que l'euthanasie sera une délivrance pour celui qui la réclame. Le suicide n'en est pas une. Il provoque encore plus de souffrances. Pour l'entourage, le deuil est encore plus douloureux.

Michel* ne voulait surtout pas attenter à ses jours. Il voulait une mort douce. La première fois que je rencontre ce Français atteint de la maladie de Charcot, il semble ailleurs. Je vois que son esprit tourne au ralenti. Il cherche ses mots. Il est assis en face de moi, immobile, et je sens qu'il veut me dire quelque chose, sans y parvenir. Je le regarde, j'attends.

– *Docteur, je n'en peux plus. Puis-je compter sur vous ?* balbutie-t-il avec difficulté.

Il me raconte les prémices de la maladie. La fatigue, les jambes lourdes, les violents maux de tête. La consultation chez le médecin, les examens, l'attente, les questions, l'angoisse. L'annonce.

– *Il n'est jamais facile d'entendre la réalité, ce à quoi on ne s'attendait pas ou ce que l'on craignait, sans oser se l'avouer*, articule-t-il laborieusement, lentement, s'excusant de prendre mon précieux temps.

Il me décrit le « cataclysme » qui a chamboulé sa vie, avant d'ajouter :

J'ai mal partout et surtout, je me sens sale. J'ai envie de me cacher.

Je comprends derrière ses mots que son autonomie n'est plus qu'un souvenir. Michel est revenu à un stade de nourrisson, incapable de se débrouiller seul pour les gestes du quotidien. Il en a fait sa limite.

La veille de son euthanasie, je vais lui rendre visite à l'hôpital. Au milieu de sa petite chambre, au cinquième étage, Michel est allongé sur son lit. Les barreaux ont été relevé, pour éviter qu'il tombe. Immédiatement, je me figure une prison. Et Michel est comme un condamné, prisonnier de son corps inerte. Malgré sa fatigue, il rassemble ses toutes dernières forces pour tenter de me parler. J'approche mon oreille de sa bouche et je l'entends chuchoter, péniblement :

– *Docteur, demain, vous me rendrez ma liberté.*

Je reste sans voix. C'est la première fois que quelqu'un me dit que je vais le délivrer en l'aidant à mourir. Quelle belle phrase ! Je la garde en tête toute la soirée et une grande partie de la nuit. Quand je le retrouve le lendemain pour l'euthanasie, Michel me paraît heureux. Heureux de voir arriver son libérateur.

Une dernière fois, je lui demande :
– *Vous êtes sûr que c'est ce que vous voulez ?*
– *Oui.*

Un petit mot, trois lettres qui pour lui sont comme la clé de la cellule qu'il s'apprête à quitter, définitivement. Nous abaissons les barreaux du lit qui entravaient Michel. Premier stade de son évasion. Son ancienne épouse, devenue une amie, en profite pour s'asseoir à côté de celui qui a partagé sa vie de longues années. À mon tour, je m'approche, je pose ma main sur le bras de Michel et lui murmure :

– *Peut-être nous retrouverons-nous un jour… Je vous souhaite un bon voyage.*

J'entends, à peine audible, un « merci » s'échapper de ses lèvres, qui, doucement, se relèvent pour esquisser un sourire. Je souris à mon tour. En quelques secondes, les yeux de Michel se ferment. Il s'endort. Enfin évadé de son corps prison.

Autour de lui, dans cette chambre, tout est calme. Bien sûr, il y a des larmes, le chagrin de la séparation.

Mais flotte aussi un parfum de soulagement, Michel ne souffre plus, il est parti tranquillement. Pas de grimaces de douleur ni de corps agité de soubresauts. Au contraire, l'atmosphère est sereine, calme. Michel a quitté ce monde sans souffrance. Qu'en aurait-il été s'il avait lui-même mis fin à ses jours ?

Cette sérénité, cet apaisement sont des sentiments que j'ai souvent constatés chez les proches d'un malade euthanasié. La fille du professeur Christian de Duve, grand médecin et scientifique belge, prix Nobel de médecine, les a décrits à la mort de son père :

– *C'était impressionnant. Il n'était que sourire, nous demandait de ne pas pleurer, nous disant que c'était un moment heureux. Je n'ai jamais vu quelqu'un qui, au moment de sa mort, avait une telle force de vie ! Il nous a quittés dans une grande sérénité, refusant la prise de calmants précédant l'injection décisive. Il est parti en nous disant adieu… et en souriant.*

Que dire de plus ? Ce sont ces mots, ces regards, ces sourires qui, chaque fois, me convainquent de la nécessité d'offrir à tout être qui le réclame ce dernier soin qui soulage autant le malade que son entourage. Et tant que je le pourrai, je le prodiguerai.

– 8 –

Aux sources de l'hypocrisie française : un médecin tout-puissant

« Il faut faire avec. » Cette phrase, je voudrais ne plus jamais l'entendre. Je la retrouve trop souvent dans la bouche des patients français venus me consulter. C'est la réponse de leurs médecins quand ils osent leur suggérer l'idée de choisir leur mort. Qui sommes-nous, qui sont-ils, pour décréter qu'un malade peut attendre encore, souffrir encore un peu plus, avant de pouvoir demander une aide à mourir ? Pensent-ils que sa douleur n'est pas si insupportable ? C'est odieux, prétentieux ! Bien sûr que non, il ne faut jamais « faire avec » !

Quelle que soit sa pathologie, quel que soit son parcours médical, quelle que soit son histoire, j'essaie de m'imaginer dans la situation de la personne qui se trouve en face de moi, pour comprendre, essayer de prodiguer les soins les plus appropriés et donner les conseils les plus avisés. Je ne me permets aucun jugement, pas plus que je ne me considère supérieur parce que médecin. Je ne sais pas mieux que le malade ce qui est bon pour lui. Mon diplôme et ma fonction ne m'autorisent en aucun cas à dire à mes patients qu'ils doivent attendre l'arrivée de la paralysie, de l'aphonie, de la trachéotomie, de l'alimentation par sonde gastrique ou de l'étouffement pour enfin commencer à envisager une aide éventuelle !

Qu'est-ce qui ne tourne pas rond chez beaucoup de mes confrères français ? Pourquoi se drapent-ils dans cette attitude, cette opposition aussi violente ? Je me suis posé ces questions en lisant ce témoignage parfois très cru, mais tellement vrai de la fille d'une patiente très âgée en fin de vie. On voulait l'amputer. On n'ampute pas les gens à 90 ans.

« Maman a choisi et demandé de mourir dans sa chambre à la maison de retraite. Docteur, vous m'aviez rassurée en me disant que tout serait mis en œuvre pour qu'elle ne souffre pas ! Parfait et merci. Le problème, c'est que, chaque jour, elle souffre un peu plus que la veille. Aujourd'hui, à 5 heures du matin, elle baignait dans ses excréments, elle en avait jusqu'au milieu du dos… Vous m'avez dit : “Je suis contre l'euthanasie, c'est philosophique”. Philosophique, vous avez dit ? Elle développe des escarres partout dans le dos, elle hurle de douleur dès qu'on veut la toucher. (…) Quel est votre problème, docteur ? L'être humain doit-il expier jusqu'au bout ? Je vous ai aperçu dans le couloir ; eh bien, pour finir en beauté, vous vous êtes enfui dans votre bureau dès que vous m'avez aperçue, pour ne pas avoir à m'expliquer… »

Qui sont ces médecins qui osent juger la souffrance des autres ? Qui sont ces praticiens incapables de se mettre à la place de celui qui souffre ? Qui sont ces spécialistes qui ne se sont jamais posé cette simple question : « Que demanderais-je si j'étais dans ce lit ? » Et, finalement, qui sont ces médecins qui se croient tout-puissants ? La grande majorité des Français demandent la dépénalisation de l'euthanasie, mais qui les écoute ?

Il y a quelques années, j'ai rencontré lors d'un cocktail servi à un colloque un grand médecin français, un « mandarin », comme vous les appelez. Très chic dans son costume, il me fait cette confession incroyable entre deux verrines de homard :

– *Cher ami, je ne comprends pas, j'ai voulu euthanasier un patient hier soir, et ce matin, il s'est réveillé… Pouvez-vous m'aider ?*

Je manque de m'étouffer avec ma gougère au fromage. Non seulement j'apprends que des euthanasies clandestines sont pratiquées dans des établissements français, mais en plus, par des médecins qui n'y connaissent rien ! Comme si l'on pouvait improviser un tel geste au débotté. Puis-je conseiller à tous ces honorables confrères de venir suivre des cours de fin de vie en Belgique ?

Force est donc de constater que l'écoute et la compassion font rarement partie du savoir-faire des médecins. Je suis toujours étonné lorsque les Français me rapportent les propos, laconiques, blessants, de leurs soignants : « Le médecin a tiré le rideau quand je lui ai parlé d'euthanasie » ; « L'équipe soignante m'a dit que mon mari était heureux dans la maladie » ; « Le professeur m'a assuré que l'intensité de la douleur était interprétée de façon très variable d'une personne à l'autre » ; « Les médecins refusent de reconnaître que mon mari est entré en phase d'acharnement thérapeutique » ; « Le médecin s'est fâché et m'a accusé de ne pas vouloir soigner mon épouse »... Comme si la douleur n'était pas déjà suffisamment dure à supporter et qu'il fallait en rajouter une couche.

Alors les Français viennent nous voir, avec pour seul espoir d'être entendus dans leur demande d'aide à mourir. Des centaines de kilomètres et des heures de trajet pour trouver une oreille attentive... Comment en sommes-nous arrivés là ? Comment certains se sont-ils enfermés dans la posture du « sachant » face à un patient qu'ils considèrent comme un simple « exécutant » ?

Il faut se rendre compte de ce que vit la personne. De ce que représente l'arrivée de la maladie dans une vie. Cette annonce est souvent vécue comme un tsunami, détruisant tout sur son passage, obligeant à tout reconstruire. Les certitudes s'effondrent, le cours de l'existence prend une tournure inimaginable. L'homme, la femme, qui la vit se retrouve en un instant réduit à sa seule condition de malade. Il ou elle n'est plus monsieur Untel, madame Unetelle, mais « le cancer du pancréas », « la sclérose latérale amyotrophique ». Propulsés dans le monde inconnu, hostile parfois même, de l'hôpital, ils se retrouvent pris dans le dédale des analyses, des consultations, des soins, entrecoupés d'attentes interminables dans des salles éclairées par la lumière blafarde de néons, décorées de posters souvent moches, ternis et tristes. Leur quotidien devient une succession de grosses fatigues, de temps de repos, de phases de nausées, de vertiges, de moments d'espérance et de découragement. Ils doivent s'accommoder d'effets secondaires qu'ils tolèrent plus ou moins, comme des cheveux qui tombent par poignées entières, des douleurs parfois difficilement supportables.

L'attitude adoptée par le professionnel de santé à ce moment précis est cruciale et peut tout changer. Déjà, il lui appartient de dédramatiser, autant que faire se peut, la situation, de rassurer le patient, de le mettre en confiance en lui rappelant qu'il existe des traitements et qu'on va tout faire pour l'aider à traverser cette épreuve difficile. Soignant et soigné doivent former une équipe soudée, un tandem. Tous deux vont affronter la maladie ensemble. Et c'est la confiance que le malade aura en son médecin qui fera toute la différence et allègera son parcours. Dans ces moments-là, la parole et l'écoute peuvent devenir libératrices et salvatrices. Il n'existe pas en France de loi similaire à la loi belge, ce qui empêche mes confrères français d'accompagner réellement leurs patients jusqu'au dernier jour dans le respect de leur volonté, lorsque ceux-ci refusent d'être confrontés à la phase terminale de ces maladies graves, à l'agonie.

Un pays qui accepte l'euthanasie est un pays où l'humanisme a toute sa place. Et, heureusement, tous les médecins français ne sont pas opposés à la mort choisie. Récemment, j'ai reçu une lettre d'un généraliste du Sud de la France qui me faisait une demande bien singulière : il souhaitait que je l'aide à mourir ! Un médecin français sollicitant un médecin belge pour sa fin de vie ! Atteint d'un cancer, il savait que son état de santé était particulièrement précaire. Pris de vertiges, de nausées, il ne s'alimentait presque plus et n'arrivait plus à étancher sa soif intense. Il avait également perdu beaucoup de poids.

« Je n'arrive plus à sortir de chez moi tout seul, je passe plus de la moitié de ma journée entre lit et fauteuil. Comme vous le comprenez, ma qualité de vie est vraiment mauvaise et je suis terrifié à l'idée que cela puisse durer encore longtemps. Je n'envisage vraiment pas la reprise de l'hormonothérapie, ni une radiothérapie associée. Vous pouvez facilement comprendre pourquoi : prolonger une vie au prix de souffrances atroces, cela ne m'intéresse pas du tout. Bien sûr, je suis fort demandeur d'euthanasie. J'ai déjà reçu un refus d'hospitalisation en soins palliatifs en France avec mise en sédation inconsciente, sous prétexte que je ne suis pas « mourant ». Bien sûr, je demande votre avis : si vous pensez que, dans mon état clinique actuel, je remplis les critères indispensables pour pouvoir bénéficier d'une euthanasie, je serai prêt à me déplacer malgré cet état. »

Je vais sans doute accepter la demande de ce médecin. Ce sera la première fois que j'aiderai ainsi un confrère français.

Certains Français vont peut-être penser que je me prends moi-même pour un médecin tout-puissant, puisque j'accepte d'aider des malades à mourir. Je leur répondrai que je ne considère pas avoir un quelconque droit de vie ou de mort sur mes patients mais que, face à des cas très graves, je tente toujours de répondre à trois questions fondamentales : quelle est la volonté du malade ? Que puis-je encore lui proposer comme solutions thérapeutiques ? Ai-je la possibilité de l'aider au moment ultime de sa vie, s'il sollicite mon aide ?

Mon but premier est de traiter la souffrance physique et psychique et de la soulager au maximum. Je ne dévie pas de cette ligne. Malheureusement, la médecine a ses limites et il n'est pas toujours possible de guérir. Il faut le reconnaître et l'accepter. Mon rôle est d'accompagner au mieux mon malade en fonction des choix qu'il aura faits, et cela jusqu'à la fin. Je ne suis alors plus qu'un homme qui peut aider un de ses semblables à quitter ce monde dans les meilleures conditions possibles parce que la loi l'y autorise.

Pour autant, si je me mets à la place du malade, jamais je ne décide à sa place. C'est lui seul qui choisit sa fin de vie. C'est là tout le problème de la situation en France : les lois successives sont toujours centrées sur le médecin, jamais sur le patient. C'est toujours le soignant qui prend la décision finale et qui donne

– ou pas – son accord pour qu'une sédation terminale puisse être mise en œuvre. J'en reviens pourtant toujours à cette question : qui mieux que le malade sait ce qu'il peut encore endurer ? De quel droit un médecin peut-il condamner un malade à en « baver » encore avant de consentir à l'aider à mourir ?

La première loi Léonetti, en 2005, brillait par sa tiédeur. Le quinquennat de François Hollande et sa fameuse promesse électorale numéro 21 ont débouché, le 2 février 2016, sur une deuxième mouture de cette loi, complétée et baptisée cette fois-ci « loi Claeys-Léonetti », tout aussi molle que la première. Pis encore : elle ne satisfait personne, pas plus les opposants à l'euthanasie que les tenants du droit au choix. Les premiers disant qu'elle va trop loin, les seconds qu'elle est trop timorée.

Une seule certitude : il y a une grande hypocrisie dans ce texte. Un grand mensonge. On fait croire aux malades qu'ils ont le droit de décider de ce que sera leur fin de vie. Il n'en est rien. Officiellement, sur le papier, la loi Claeys-Léonetti de 2016 rend contraignantes les directives anticipées. Autrement dit, une personne a le droit d'exprimer sa volonté en ce qui concerne les conditions de son traitement, de sa poursuite, de sa limitation, de son arrêt... Dans les faits, ces directives anticipées s'imposent au médecin… sauf dans deux cas de figure. D'abord, en cas d'urgence. Le rôle du médecin est alors de sauver la vie du patient. Il se doit de lui porter secours. Par exemple, si un conducteur de voiture est en danger de mort après un accident de la route, le premier geste doit être de le réanimer, de tout faire pour le sauver, sinon il s'agit de non-assistance à personne en danger. L'autre cas est plus discutable : si les directives anticipées apparaissent « manifestement inappropriées » ou « non conformes à la situation médicale », le médecin peut les ignorer ! Ce qui revient à dire au soignant qu'il peut impunément ne pas les respecter ! Il est évident qu'un médecin qui ne voudra pas aider un malade à mourir va considérer que sa demande est « inappropriée ».

Un médecin belge peut aussi s'opposer à une demande, s'il juge qu'elle n'entre pas dans les stricts termes de la loi. Reste que sa décision est prise collégialement, avec des confrères, et que son refus est encadré par un texte législatif énonçant un certain nombre de conditions. En France, c'est juste une question d'appréciation personnelle, subjective, à laquelle se mêlent les convictions intimes. Je pense que la France rencontre une opposition assez forte de la part des « mandarins », qui sont tous plus ou moins opposés à une évolution de la loi vers la possibilité d'une aide médicale à mourir. Comme s'ils se sentaient plus puissants que la maladie.

La loi Claeys-Léonetti autorise par ailleurs « la sédation profonde et continue jusqu'au décès » dans les tout derniers jours ou dernières heures de la vie. Le médecin peut, dans certains cas, augmenter les doses de morphine pour plonger le patient dans un coma artificiel. Parallèlement, l'alimentation et l'hydratation du malade sont stoppées. La pratique aboutit toujours au décès de la personne. Mais au bout de combien de temps ? Quand une euthanasie ne prend que quelques minutes, une sédation profonde et continue peut durer des jours, voire des semaines, générant de la souffrance pour tout le monde : le patient, qui n'est plus alimenté, plus hydraté, et ses proches, qui assistent, impuissants, à une longue et douloureuse agonie. Comment peut-on imaginer que laisser quelqu'un mourir de faim et de soif constitue une fin de vie satisfaisante ? C'est inhumain ! Arrêtons les faux-semblants : la « sédation profonde et continue » est tout bonnement une euthanasie qui ne dit pas son nom et qui ne respecte pas le droit à une mort sereine, choisie par le malade. On l'endort tout en sachant parfaitement qu'il ne va jamais se réveiller.

Les auteurs de la loi ont parlé de droit à « dormir pour ne pas souffrir avant de mourir, et non pas dormir pour mourir ». Mais que savent-ils exactement de ce que ressentent les malades durant la période de privations ? La sédation « terminale » existait déjà avant la loi Léonetti. Ce qui a été présenté comme une nouveauté n'en est pas une. De tout temps, les médecins ont aidé des malades à mourir, ils n'ont pas attendu que la loi le stipule. Ils augmentaient les doses de morphine, et le malade finissait par mourir. La loi Claeys-Léonetti n'a fait qu'officialiser une pratique ancienne des unités de soins palliatifs. En revanche, en France, si c'est le malade qui demande l'euthanasie, la requête doit être instruite en commission. Quel manque de confiance envers celui qui est confronté à sa propre fin de vie ! Face à la mort qui s'annonce, c'est lui seul qui doit avoir la maîtrise du moment et de la manière dont il veut partir.

Le 11 juillet 2018, les sages du Conseil d'État ont jugé « suffisante la loi Claeys-Léonetti », recommandant de n'y rien changer, jugeant le cadre législatif actuel suffisant. « Les potentialités de la loi Claeys-Léonetti sont réelles » a ajouté Clément Malverti, le maître des requêtes au Conseil qui a aussi expliqué qu'un patient pouvait « se mettre lui-même en situation de fin de vie. » J'avoue ne pas saisir le sens de cette phrase. J'espère seulement qu'elle ne signifie pas qu'il revient au patient d'aggraver son état s'il souhaite pouvoir bénéficier d'une sédation profonde !

Par ailleurs, le vice-président du Conseil d'État, Bruno Lasserre, a ajouté : « En France, le principe de dignité surplombe tous les autres. [...] Ce n'est pas parce que d'autres pays lèvent des interdits que le gouvernement français doit s'engager dans une compétition au moins-disant éthique et risquer de perdre la force et la cohérence de notre modèle ».

Certes. Mais en quoi répondre à la demande de patients gravement malades serait-il moins éthique que les laisser affronter, contre leur gré, leur souffrance et leur déchéance ?

Un de mes patients, atteint d'une grave tumeur au cerveau, m'a demandé un jour une euthanasie. Il n'était absolument pas en phase terminale, mais connaissait l'issue de sa maladie à plus ou moins court terme. Il savait que son état de santé allait se dégrader rapidement, que son quotidien allait devenir difficile et qu'il risquait la dépendance. Il ne voulait pas attendre que des souffrances physiques et psychiques insupportables s'installent, ni entrer dans une phase d'agonie pour demander à être aidé. Il ne voulait pas non plus imposer le stade terminal de sa maladie à sa famille. J'imagine l'échange qu'il aurait pu avoir avec son médecin s'il avait été un citoyen français :

– *Docteur, je ne supporte plus ma maladie, je souhaite en finir avant que cela ne devienne invivable.*

– Mon cher monsieur… mais vous allez bien nous surmonter tout ça… Et puis, rien ne dit que vous n'allez pas remonter la pente dans les prochaines semaines… Non, monsieur. Vous ne souffrez pas encore assez, vous n'êtes pas arrivé dans les derniers moments de votre vie.

Absurde ! En Belgique, cet homme entrait indiscutablement dans les critères de la loi. Il aurait pu choisir comment et quand terminer sa vie. En toute sérénité. Je suis persuadé que le médecin ne doit pas imposer sa volonté au malade. Quand la cause est perdue, inutile de s'acharner.

Cela me fait penser à Jean*, un octogénaire français que j'ai connu. Grabataire depuis deux ans, il avait des escarres au bas du dos qui le faisaient atrocement souffrir. Son médecin traitant avait décidé de mettre en place une hospitalisation à domicile. Alors que sa fin de vie était très proche, Jean a dû subir une série d'examens et de prises de sang totalement inutiles, lui qui gémissait quand on lui effleurait seulement la main ou lorsqu'il fallait le retourner dans son lit. Sa famille avait demandé au médecin responsable de l'hospitalisation à domicile d'entamer une sédation profonde et continue. La réponse de ce dernier fut brève : « Je ne pratique pas d'euthanasie. » Confusion volontaire de sa part entre « euthanasie » et « sédation profonde et continue » ? Personne ne le saura jamais. Quoi qu'il en soit, la discussion a pris fin, sans autre forme de débat. Le soignant est resté impassible, enferré dans ses convictions, affirmant que son patient ne souffrait pas. Pourtant, lorsque je m'étais rendu au chevet de Jean, à la demande de ses proches, j'avais constaté son calvaire, l'acharnement thérapeutique dont il était victime. Hélas, sur le sol français, je ne pouvais rien faire pour l'aider.

Sur insistance de la famille, des pompes à morphine ont fini par être installées, mais les doses injectées étaient trop faibles pour calmer les douleurs de Jean. Et les examens ont continué de plus belle. Un jour, alors que l'infirmier s'apprêtait à faire une énième prise de sang, sa fille a demandé :

– Pourquoi prescrire encore ces prises de sang ?

– Je ne sais pas... Pour voir s'il ne manque de rien.

Quelle réponse idiote ! Les analyses sanguines permettent de déceler des carences et d'y remédier si besoin. Mais chez un homme mourant ! Il était clair que Jean se trouvait dans un état d'extrême détresse, il manquait de tout, son état se dégradait chaque jour un peu. Il avait tellement maigri qu'il ne pesait plus que 40 kilos. Il n'avait aucun besoin de tous ces examens. Plus rien ne pouvait lui redonner la santé. Il ne lui fallait qu'une chose : la paix.

Un matin, Jean ne s'est pas réveillé. Mort naturelle ou mort aidée par une injection de morphine un peu plus forte que les autres ? Le doute subsiste.

– *Le premier sentiment que nous avons eu à l'annonce de son décès fut le soulagement. Soulagement pour lui, bien sûr, puisque, enfin, il ne souffrait plus,* se souvient sa fille. *Est-ce bien normal d'éprouver ce sentiment quand on vient de perdre un être cher ? Je ne crois pas, mais sa fin de vie a été tellement difficile que la peine est arrivée après le soulagement (….). Mon père n'a pas été entendu dans sa demande d'aide à mourir et j'ai envie de dire à Jean Léonetti, pour reprendre le titre du bouquin qu'il vient d'écrire : « C'est ainsi que les hommes meurent ». Oui, à cause de sa mauvaise loi.*

Car il s'agit bien de cela : une mauvaise loi, oui. La société française s'est elle aussi rendu compte du marché de dupes qui lui a été proposé avec cette loi Claeys-Léonetti. Et elle affirme, plus encore aujourd'hui qu'hier, sa volonté d'avoir une vraie loi. En janvier 2018, un sondage publié dans le journal catholique *La Croix*, peu suspect d'être favorable à l'aide médicalisée à mourir, posait une nouvelle fois la question, sans avoir peur d'employer les termes qui fâchent : « Pensez-vous qu'il faille légaliser l'euthanasie et/ou le suicide assisté ? »

Pour 47 % des personnes interrogées, la réponse était : « Oui, il faut légaliser l'euthanasie », tandis que 18 % souhaitaient une légalisation du suicide assisté et 24 % se prononçaient pour la légalisation des deux, soit au total 89 % de Français favorables à une mort médicalement aidée, humainement choisie.

Quelques semaines après cette enquête d'opinion, des parlementaires ont eux aussi relayé cet impérieux besoin de faire évoluer les choses. Le 28 février, dans une tribune publiée par le journal *Le Monde*, 156 députés issus de différents bords politiques appelaient ainsi à la mise en place d'un nouveau texte, sans délai.

« On ne meurt pas bien en France. Aujourd'hui, l'offre de soins palliatifs ne satisfait pas à la multiplicité des situations individuelles et des souffrances des personnes en fin de vie. Des souffrances accentuées par l'impossibilité pour chacun de choisir sa fin de vie », notaient, en préambule, les signataires de cet appel.

Et de souligner, eux aussi, l'intenable l'hypocrisie actuelle :

« Un malade en fin de vie, dans une "impasse thérapeutique", peut obtenir une aide active à mourir dans les hôpitaux français. Ces euthanasies sont pratiquées en toute illégalité. Il faut pour cela connaître un médecin compatissant et courageux, ce qui crée des inégalités entre nos concitoyens. D'après l'Institut national d'études démographiques (Ined), entre 2 000 et 4 000 personnes en phase terminale reçoivent cette aide chaque année dans notre pays. Reconnaissons que ces fins de vie organisées en catimini, du fait de l'absence d'encadrement légal, exposent à toutes les dérives, telles que des décisions prises par une équipe soignante sans sollicitation de l'avis du malade. À l'opposé, des malades implorent ce soulagement, mais ne sont pas entendus (…). Il n'est plus raisonnable d'attendre davantage, d'observer sans réagir les souffrances physiques et psychiques de nombre de ces Français, de compter les affaires judiciaires qui se multiplient mais n'aboutissent à rien, car on ne peut pas condamner la compassion et la solidarité (…). Il est temps maintenant de sortir de l'hypocrisie qui prive certains d'une aide souhaitée et qui impose à tous une agonie pénible. Il convient de donner aux malades en fin de vie la libre disposition de leur corps et, c'est essentiel, de leur destin. C'est pourquoi, nous, députés issus d'horizons différents, proposons de légiférer en ce sens au cours de l'année 2018. »

Plusieurs propositions de loi ont d'ailleurs été déposées pour y parvenir. Celle du député Jean-Louis Touraine prévoit ainsi que « toute personne majeure et capable, en phase avancée ou terminale d'une maladie incurable, provoquant une douleur physique ou une souffrance psychique insupportable, peut demander, dans les conditions prévues au présent titre, à bénéficier d'une assistance médicalisée active à mourir. La demande du patient sera immédiatement étudiée par un collège de trois médecins afin d'en vérifier le caractère libre, éclairé, réfléchi et explicite, et de s'assurer de la réalité de la situation médicale et de l'impasse thérapeutique dans laquelle se trouve l'intéressé. »

Une autre proposition, relayée par les députés de la France insoumise, affirme, sans détour, le droit à l'euthanasie : « Toute personne capable, selon la définition donnée par le code civil, atteinte d'une affection grave ou incurable, quelle qu'en soit la cause, lui infligeant une souffrance physique ou psychique qu'elle juge insupportable et qui ne peut être apaisée, ou la plaçant dans un état de dépendance qu'elle estime incompatible avec sa dignité, peut demander, dans les conditions prévues au présent titre, à bénéficier d'une euthanasie ou d'une assistance au suicide. »

En avril, c'est le Conseil économique, social et environnemental, instance consultative, qui proposait d'adopter une loi sur « les derniers soins » : « Ajouter aux droits aujourd'hui reconnus à la personne malade celui de pouvoir demander au médecin, y compris à travers la rédaction de directives anticipées ou la désignation d'une personne de confiance, de recevoir, dans des conditions strictement définies, une sédation profonde explicitement létale ».

Tout le monde est d'accord. Qu'attendent donc les dirigeants français ?

– 9 –

La maladie de Charcot : plus déterminé que jamais !

– *J'ai gagné !*

Martin* triomphe. Des années que Daniel* affronte son frère au tennis et des années qu'invariablement il le bat sèchement. Jeu, set et match ! Mais pas aujourd'hui : Martin l'a vaincu. Pour une fois que c'est lui qui remporte la confrontation fraternelle ; il ne se prive pas de parader. Ce qui a le don d'agacer Daniel, qui n'aime pas perdre ! Surtout, il sait qu'il joue mieux que son frère, ce n'est pas pour rien qu'il le bat depuis si longtemps. Mais aujourd'hui, c'est indiscutablement Martin qui a gagné… Il faut le reconnaître, Daniel n'a pas été performant. Son adversaire l'a fait courir d'un bout à l'autre du court, et lui n'arrivait plus à intercepter les balles. Ça n'était jamais arrivé. À plusieurs reprises, Daniel a même cru qu'il allait s'effondrer, épuisé par tant d'efforts. Comment est-ce possible ? Lui, le grand sportif, la quarantaine épanouie, toujours en forme ? Que s'est-il passé ? La fatigue peut-être ?

Tandis qu'il peine à se remettre, les jambes engourdies, le souffle encore court, Daniel repense à Valérie*, son épouse. Sa voix résonne dans sa tête : « Tu devrais aller consulter ton médecin », lui serine-t-elle depuis un moment. Elle a remarqué sa petite forme. Daniel, lui, a préféré faire comme si de rien n'était. « Mais non, tu t'inquiètes pour rien, je vais très bien ! »

Il a fallu cette défaite au tennis pour que Daniel se décide enfin à écouter Valérie et à décrocher son téléphone pour prendre rendez-vous chez son généraliste. Ce n'est sans doute qu'une fatigue passagère, le changement de saison, le stress au boulot, se répète-t-il. Une cure de magnésium, des vitamines, de bonnes nuits de repos, et tout rentrera dans l'ordre plus vite qu'une balle de match. Martin retrouvera rapidement son statut de perdant !

Ce n'est manifestement pas l'avis du médecin. Le visage fermé, il montre des signes d'inquiétude lorsqu'il entend Daniel évoquer les troubles qu'il ressent depuis quelques semaines. L'épuisement, les jambes un peu ankylosées, le match de tennis dont il peine à se remettre. Au lieu de vitamines, le généraliste lui prescrit une batterie d'examens et rédige une lettre à l'attention d'un confrère. Il la tend à Daniel et lui dit avec une certaine gravité :

– *Je vous envoie voir un spécialiste. Un neurologue.*

Un neurologue ? Pour quoi faire ? Quel lien entre ce spécialiste du cerveau et sa fatigue inhabituelle ? Daniel ne comprend pas bien. Perplexe, il appelle le ponte en sortant du cabinet du généraliste. À sa grande surprise, il obtient un rendez-vous très rapidement, quand, généralement, il faut de longues semaines pour en arracher un à la secrétaire.

Son épais dossier de radios, scanners et autres analyses médicales sous le bras, Daniel fait connaissance avec le neurologue. C'est la toute première fois qu'il consulte ce type de spécialistes. À vrai dire, Daniel, rarement malade, fréquente peu les cabinets médicaux. Seul face au professeur de médecine, il attend. Valérie n'a pas pu l'accompagner. Quel dommage ! Sa présence l'aurait rassuré et détendu un peu. Les clichés et les résultats d'examens glissent entre les mains agiles du neurologue. Il tourne les pages, revient sur la première, puis retourne lire la dernière, les met en regard. Il pose des questions à Daniel, l'ausculte, s'assoit derrière son bureau, griffonne quelques notes illisibles. Il laisse s'écouler quelques secondes sans rien dire. Puis, regardant Daniel droit dans les yeux, il lui annonce :

– *Monsieur, vous avez une maladie très grave. Vraiment très grave…*

Daniel est sous le choc. A-t-il bien compris ? Est-il dans un mauvais rêve dont il va se réveiller ? Il regarde le neurologue, incrédule, hébété. Le temps s'est arrêté. Le médecin continue de parler, mais le cerveau de Daniel n'enregistre plus rien. Il n'entend plus qu'un épais brouhaha indistinct, dont seuls quelques mots émergent et le frappent. « Maladie », « très grave », « risque de mourir ». Un nom aussi : « Charcot ». Daniel l'a déjà entendu, sans y prêter plus attention que cela. Un reportage à la télévision, peut-être. Les questions se bousculent dans sa tête. Pourquoi lui ? Pourquoi maintenant ? Une maladie très grave ? Le médecin ne s'est-il pas trompé ? A-t-il bien lu les examens ? Sont-ce bien les siens ?

J'ignore quelles réponses le neurologue a données à Daniel. Je ne sais pas s'il a trouvé les bons mots, les mots justes, pour lui expliquer ce qu'est cette terrible pathologie, incurable, très vite invalidante et qui, inévitablement, vous condamne. Et que je connais, hélas, très bien. Je l'ai rencontrée à de nombreuses reprises, à différents stades. J'ai vu ce qu'elle provoquait. La maladie de Charcot est une affection neurodégénérative qui détruit les neurones moteurs, ceux qui, dans le cerveau et la moelle épinière, contrôlent les mouvements. Très vite, le malade ressent un affaiblissement général, puis une paralysie progressive des muscles des jambes et des bras. À leur tour, les muscles respiratoires, ceux de la déglutition et de la parole sont atteints. Le patient se retrouve enfermé dans son corps, incapable de bouger, de manger seul et de parler, mais son esprit reste vif et intact. C'est sans doute cela le pire : il assiste, impuissant, à la dégradation de ses fonctions vitales, de son état général, sans pouvoir échapper à la prison qui se referme sur lui et sera chaque jour plus lourde et plus étouffante. Sans espoir de se dépêtrer de cette armure qui ne le quittera plus jusqu'à la dernière seconde de sa vie. Un corset d'acier qui l'empêche aussi de faire sa toilette seul, de respirer sans l'aide d'un appareil… Une camisole qui prive le malade de toute autonomie, à quoi s'ajoutent des douleurs neurologiques, des contractures musculaires, une angoissante et permanente sensation d'étouffement…

Il n'existe pas de traitement curatif contre la maladie de Charcot, seulement des soins d'accompagnement, de la kinésithérapie, de la rééducation qui, au mieux, retardent sa progression et repoussent de quelques semaines ou de quelques mois la mort du patient.

Le grand public a découvert la SLA avec le célèbre astrophysicien britannique Stephen Hawking. L'homme est cependant un cas à part, car, diagnostiqué dans les années 1960, il a vécu jusqu'en mars 2018. Une longévité exceptionnelle : l'évolution de la maladie de Charcot est généralement rapide, l'espérance de vie dépasse rarement cinq années. Et dans quel état… Voilà donc la perspective à laquelle est confronté Daniel lorsqu'il sort du cabinet du neurologue. Compétiteur dans l'âme, il a la ferme intention de se battre. Un nouveau match, d'un jeu qu'il ne connaît pas, débute.

Daniel contre Charcot !

La combativité et la rage de vaincre ne suffisent, hélas, pas quand la partie est pliée d'avance. Quand l'adversaire, sournois, possède plusieurs longueurs d'avance et multiplie les coups en douce. Mois après mois, manche après manche, la SLA a pris à Daniel toutes ses forces, paralysant d'abord ses jambes. Les muscles, pourtant habitués à courir, sauter, grimper, ont cessé de répondre aux sollicitations, clouant Daniel dans un fauteuil roulant. Puis la SLA a figé ses poumons. Respirer s'est transformé en effort quasi surhumain. Tous les muscles du corps se sont progressivement mis à l'arrêt. Daniel ne peut guère plus bouger que les yeux et donner quelques coups de menton. C'est sa dernière miette d'autonomie : ce tout petit mouvement lui permet de diriger, seul, son fauteuil, grâce à un levier de téléguidage placé au bas de son visage. Sa bouche articule encore. Daniel arrive à s'exprimer d'une voix lente, déformée, qui nécessite de tendre l'oreille pour entendre et comprendre ses paroles.

Chaque jour est un deuil : celui d'un geste qu'il était capable d'exécuter la veille encore. Lacer ses chaussures, se servir un verre d'eau, se gratter le nez… Huit ans que cela a commencé. Huit longues années durant lesquelles Daniel a vu son autonomie s'amenuiser inexorablement. Ce n'est plus supportable. Qui accepterait de vivre dans de telles conditions ? Daniel n'en peut plus. Charcot a gagné. Mais Daniel ne lui laissera pas remporter la toute dernière bataille. Il ne laissera pas la maladie avoir le dernier mot, lui prendre ses derniers instants, l'étouffer. C'est lui et lui seul qui décidera de sa fin.

Sa détermination est inflexible : il va choisir le moment de sa mort. Aux médecins et soignants qu'il côtoie régulièrement, il demande de l'aide. Tout le monde comprend son choix, mais personne ne veut

– ou ne peut – l'aider. Un mur. Non seulement Daniel n'a pas le droit d'être euthanasié, mais en plus, aux yeux de la loi française, il n'est pas en fin de vie, donc impossible pour lui d'obtenir une sédation profonde et continue. S'il était citoyen belge, il entrerait bien évidemment dans le cadre de notre loi et pourrait prétendre à une aide à mourir quand il le déciderait. Mais il ne vit pas du bon côté de la frontière.

Alors Daniel m'a écrit. Il m'a raconté sa vie, son triste quotidien. Sa douleur de ne plus jamais toucher une raquette de sa vie. Il est venu me rencontrer, avec son épouse, à Bruxelles. Ensemble, nous avons déterminé une date pour son dernier voyage. Son exil pour mourir comme il le souhaitait. Daniel avait 46 ans lorsqu'il a effectué cet aller sans retour en Belgique.

Peu après son décès, sa famille m'a adressé une lettre très émouvante :

« Quelques mots pour vous redire combien nous vous remercions. Nous nous repassons le film en boucle dans nos têtes. Daniel est heureux, apaisé et serein comme il le souhaitait. Il n'y a pas de mots assez forts pour vous qualifier : remarquable, admirable, généreux. Merci à vous… »

Ces mots-là me réconfortent, me rassurent. Quand je les lis, je me dis que ce que je fais en vaut la peine. Lorsque le doute me saisit, lorsqu'on m'accuse de bafouer le serment d'Hippocrate, je repense à ce courrier. Et à tous les autres. Cela me fait du bien.

Daniel n'était pas le premier, ni le dernier. Des malades comme lui, atteints de SLA, prisonniers de leur corps, j'en reçois très fréquemment à mon cabinet. Ce sont les demandes d'euthanasie les plus fréquentes. Ces patients ont ma priorité : je fais en sorte de les voir dès que possible, je m'efforce de leur trouver un lit d'hôpital pour les aider à partir en toute sérénité. Encore une fois, je ne compare pas les souffrances entre les patients, je sais combien toutes se valent, mais celles provoquées par la maladie de Charcot m'apparaissent peut-être plus urgentes à apaiser que d'autres. Ceux qui en sont atteints m'émeuvent particulièrement. Tout le monde sait qu'ils sont condamnés et personne, en France en tout cas, ne fait rien pour eux, sous prétexte qu'ils ne sont pas moribonds, pas en fin de vie.

Personne ne sait pourquoi cette maladie se déclare. Chaque année, dans un pays comme la France, ce sont environ 800 personnes qui en sont atteintes. Les hommes sont légèrement plus touchés que les femmes. Souvent, la SLA apparaît entre 50 et 70 ans, mais il arrive qu'elle survienne plus tôt. Au début, elle passe inaperçue. Dans sa forme la plus répandue, dite

« spinale », elle débute par une sensation de faiblesse dans un membre, de petites contractions musculaires involontaires apparaissent. Le malade ne s'inquiète pas outre mesure. Puis, les mouvements deviennent désordonnés, les mains se font maladroites, incapables de saisir des objets ou les laissant tomber. La marche commence à être périlleuse, l'équilibre vacille, les jambes se dérobent, entraînant des chutes fréquentes. Le corps se fatigue très vite. Un à un, tous les membres finissent par être touchés, d'un côté plus que de l'autre en général. Paralysés, les muscles fondent, les malades maigrissent progressivement.

Dans d'autres cas, c'est une atteinte dite « bulbaire », qui entraîne des problèmes au niveau de la bouche et donc de la parole. La personne a du mal à parler, à s'exprimer, devient vite inaudible. La voix change aussi, se fait plus rauque, et l'élocution plus lente. La déglutition se complique, les aliments en morceaux ne passent plus, il faut mouliner tout pour éviter une fausse-route. Même la salive a parfois du mal à passer. Au dernier stade de la maladie, ce sont les muscles respiratoires qui sont touchés, entraînant des difficultés pour respirer et puis, si le malade n'a pas la chance d'être aidé à mourir, c'est l'étouffement qui l'emportera. L'espérance de vie d'une personne atteinte de cette maladie est en moyenne de trois à cinq ans[1].

1. Symptômes décrits sur le site Orphanet.

Cathy* a survécu quatre années à la maladie de Charcot. Rarement avais-je vu une jeune femme dans un état aussi épouvantable. Elle était coincée dans un fauteuil, et sa tête devait être soutenue par un coussin. Elle ne pouvait même pas prendre place dans son lit d'hôpital. Elle ne pouvait plus du tout parler. Son seul moyen de communiquer avec l'extérieur, c'était sa rétine. Elle fixait longuement une lettre de l'alphabet numérique posé devant elle pour pouvoir parler. Les conversations étaient réduites, tant il était long et fatigant pour Cathy d'épeler les mots, lettre à lettre à la seule force de sa pupille.

Le jour où elle nous a quittés, Cathy a pris d'interminables minutes pour fixer l'écran de sa tablette. Derrière elle, je regardais apparaître les mots. D'abord un M. Puis E, R, C, I. Merci. En pleurs, Cathy a continué. Au bout d'un moment, la phrase complète est apparue sous mes yeux :

– *Merci, je suis si fatiguée.*

Le quotidien des malades vivant avec cette terrible affection a été raconté de manière très touchante par Anne Bert. À l'automne 2017, son livre *Le Tout Dernier Été* fait l'effet d'un électrochoc. Anne Bert y relate ses derniers mois, son combat contre la maladie et contre la loi Claeys-Léonetti qui l'a empêchée de mourir dans son pays et l'a obligée à s'exiler dans le mien. Je n'ai pas connu cette dame, ce n'est pas moi qui l'ai aidée à mourir. Son histoire, c'est celle de tous ces hommes et ces femmes qui, comme elle, ne veulent pas de la fin de vie qui leur est imposée en France.

Auteure de plusieurs ouvrages, directrice de collection dans une maison d'édition, Anne Bert a trouvé les mots justes, les mots forts, pour raconter ce calvaire.

« La SLA m'a tout pris. Mon espérance de vie, mes projets, mon imaginaire, mes envies, mon intégrité physique, mon autonomie, mes rêves et mes nuits. Elle m'abandonne désormais à la terreur d'être momifiée vivante et à la certitude d'en mourir très vite, sans savoir exactement quand. Ma mise à mort est programmée, mais par elle seule (...). J'ai des impatiences, furieusement envie de me lever pour empoigner une raquette. Je lorgne sur mes jambes bronzées et sur les baguettes que sont devenus mes bras. Je n'arrive toujours pas à croire que j'en suis incapable. Incapable de prendre part à n'importe quelle activité, aussi minime soit-elle. Préparer le repas, jouer aux dés, faire du café, tailler les noisetiers, prendre des photos, moi qui aimais tant capter la lumière filtrée et les libellules sur la surface de l'étang. Quand d'autres dressent la liste de leurs envies, je refuse de dresser celle, interminable, de mes renoncements. »

Anne Bert avait 59 ans lorsqu'elle a fait le choix de venir mourir en Belgique, deux ans après le début de sa maladie.

L'incroyable détermination de ces personnes me bouleverse. Malgré la douleur, malgré les immenses difficultés à se déplacer, elles arrivent à avaler des kilomètres et des kilomètres pour venir me rencontrer, moi, le « petit docteur » bruxellois. Quel courage ! Quelle force ! Alors qu'elles peuvent à peine quitter leur lit, que le chemin de leur chambre au salon est un parcours du combattant, elles prennent le train, roulent des heures dans des conditions difficiles, avec pour seul espoir de m'entendre leur dire : « Oui, j'accepte votre dossier, nous allons vous aider ». C'est remarquable.

Encore récemment, j'attendais Benoît*, un Français tout juste sexagénaire. L'heure du rendez-vous était dépassée de quelques minutes. Peut-être était-il coincé dans la circulation dense de Bruxelles… À peine ai-je eu le temps de m'inquiéter de ce retard que la sonnette de ma porte retentit. J'ouvre et trouve en face de moi un homme essoufflé, extrêmement ennuyé.

– Bonjour, docteur. Je suis le frère de Benoît. Il est dans la voiture, il ne peut pas en sortir. Est-ce que vous pourriez venir ? Nous sommes garés juste devant la porte.

Situation inédite. Je n'ai encore jamais consulté à bord d'un véhicule. Il m'explique qu'il est venu du Sud de la France jusqu'à Lille, où vit son frère, pour pouvoir ensuite l'emmener à Bruxelles.

– *J'ai loué une voiture pour faire la route jusqu'ici, mais elle n'est pas adaptée à la situation de Benoît. Il nous a fallu une bonne demi-heure pour qu'il parvienne à s'installer sur le siège avant. Et maintenant, il n'arrive plus à en bouger*, ajoute-t-il encore, vraiment confus.

Le temps de prendre mon ordinateur sous le bras, je sors rejoindre le malade, qui m'attend effectivement dans la voiture, sur le siège passager, au pied de mon immeuble. Je m'installe côté conducteur, mon PC sur les genoux. La consultation peut commencer, nous sommes prêts. Benoît peut encore parler, mais il ne peut plus bouger. Il est célibataire, sans enfant, et vit seul chez lui. Il essaie de se débrouiller comme il le peut, mais ses chutes sont très fréquentes. La maladie a été diagnostiquée il y a moins d'un an et elle a très vite progressé. Benoît m'avoue ne pas avoir trouvé d'oreille attentive en France.

– *Les médecins s'occupent de la maladie, pas du malade*, déplore-t-il.

Benoît voudrait être aidé le plus rapidement possible. Je vais évidemment faire mon maximum pour lui. Rassuré, Benoît soupire de soulagement. Il me remercie. Nous nous quittons sur ces paroles. Je laisse ma place derrière le volant à son frère. Ils retournent à Lille immédiatement.

Quelques semaines plus tard, ils ont refait le même trajet. Non pas pour une consultation, mais pour l'euthanasie de Benoît. Il a fallu presque une heure et l'aide d'une assistante sociale pour permettre au malade, une fois encore, de prendre place dans le véhicule conduit par son frère. À l'arrivée à l'hôpital, trois infirmières sont venues leur prêter main-forte pour sortir Benoît de la voiture, sur une civière.

Le frère pleurait. J'ai posé à Benoît la question rituelle : « Êtes-vous prêt ? ». Tandis qu'il disait oui, son frère m'a prié d'attendre encore une vingtaine de minutes. « Où est la logique, docteur ? » m'a-t-il demandé, secoué, bouleversé. « Je conduis mon frère dans un hôpital belge pour qu'il y meure, alors qu'en principe, lorsqu'on conduit quelqu'un de sa famille à l'hôpital, c'est pour qu'il y soit soigné. »

Monique*, elle, a profité de la consultation pour visiter Bruxelles. Incroyable Monique ! Elle ne voulait pas être euthanasiée immédiatement, juste ouvrir un dossier à son nom pour le cas où elle aurait besoin d'une aide par la suite. Un certain nombre de patients me font cette demande pour être rassurés. Monique venait de fêter ses 50 ans quand elle a franchi la porte de mon cabinet. Complètement paralysée, en fauteuil roulant poussé par son mari. La maladie de Charcot était à un stade déjà bien avancé. Elle avait beaucoup de mal à parler et ses contractures musculaires la faisaient beaucoup souffrir. Mais quel moral ! Elle me disait déjà qu'elle avait prévu d'aller sur la Grand-Place, qu'elle voulait aussi voir le Manneken-Pis !

J'ai tout de suite eu un élan de sympathie envers elle, si bien qu'au moment où elle allait quitter mon cabinet médical, je lui ai machinalement tendu la main. Quel idiot ! J'avais oublié qu'elle était paralysée et que, bien sûr, elle était incapable de bouger d'un pouce. Conscient de mon étourderie, je me suis penché vers elle pour l'embrasser sur la joue. Depuis cette rencontre, dès que j'ai un moment de découragement et que je commence à m'apitoyer sur mes problèmes, je repense à Monique…

Depuis cette première rencontre, Monique n'est pas revenue, elle ne m'a pas encore demandé de l'aider. J'imagine qu'elle profite de la vie tant qu'elle le peut, de sa famille, de ses amis, qu'elle vit encore plus intensément qu'avant. Elle sait que le jour où elle le décidera, je serai là pour mettre un terme à ses souffrances. Alors, oui, tant qu'elle le peut encore elle en profite.

– 10 –

Cas de conscience

Ai-je bien fait ?

Cette question revient insidieusement se glisser dans mon esprit après chaque euthanasie. Une fois que je suis loin de la chambre du malade qui vient de nous quitter, quand je me retrouve seul avec mes pensées et mes questions. Je sais que je n'ai fait que répondre à la demande d'un homme ou d'une femme en grande souffrance qui n'aspirait plus qu'à une seule chose, mettre fin à son calvaire. Mais certaines réminiscences de mon éducation catholique viennent me titiller de temps en temps, me rappeler que donner la mort ne sera jamais un acte médical tout à fait comme un autre.

L'Église refuse qu'on limite la valeur de la

vie d'une personne à sa possibilité de vivre sans souffrance. Elle estime que l'homme, tout médecin soit-il, n'a pas le droit de détruire ce qu'il n'est pas capable de créer, à savoir la vie humaine[1]. Dieu nous a donné la vie, lui seul peut nous la retirer. Le pape François a réaffirmé, encore récemment, la nécessité de ne pas abréger une vie. Mais il s'est montré légèrement plus ouvert que ses prédécesseurs. Contre l'euthanasie, certes, mais aussi contre l'acharnement médical. « Les capacités thérapeutiques croissantes de la science médicale ont permis d'éliminer de nombreuses maladies, d'améliorer la santé et de prolonger la durée de vie des personnes », écrivait-il en novembre 2017 à l'occasion de la rencontre européenne de l'Association mondiale de médecine[2]. « Bien que ces développements se soient avérés plutôt positifs, il est également devenu possible aujourd'hui de prolonger la vie par des moyens qui étaient inconcevables dans le passé. La chirurgie et d'autres interventions médicales sont devenues de plus en plus efficaces, mais elles ne le sont pas toujours : elles peuvent soutenir, voire remplacer, les fonctions vitales défaillantes, mais ce n'est pas la même chose que promouvoir la santé. Aujourd'hui, nous sommes appelés à une

1. « Quelle est la position de l'Église sur l'euthanasie ? », catholique.org
2. *La Vie*, 16 novembre 2017 : « Le pape François sur la fin de vie : ni acharnement, ni euthanasie ».

plus grande sagesse, face à la tentation d'insister par des traitements qui ont des effets puissants sur le corps mais ne servent pas toujours le bien de la personne. » Le pape concluait néanmoins en précisant : « Même si nous ne pouvons pas toujours garantir la guérison ou un traitement, nous pouvons et devons toujours prendre soin des vivants, sans raccourcir leur vie de nous-mêmes mais sans non plus résister à leur mort ».

J'assume parfaitement ce que je fais. Pourquoi d'ailleurs devrais-je en avoir honte ? Les visages, apaisés, de ceux qui partent, les regards, tristes mais reconnaissants, des proches soulagés que ce départ ait pu se faire dans les meilleures conditions, je n'en ai absolument pas honte. Bien au contraire. Ces sourires, ces remerciements sont pour moi la preuve que oui, j'ai bien fait.

Tellement heureuse et charmeuse jusqu'au bout : je pense encore à cette patiente octogénaire. Elle a déjeuné avec nous dans le restaurant de l'hôpital deux heures avant son euthanasie. Elle souriait sans cesse et blaguait avec nous. Un de mes amis médecins m'a fait cette remarque :

– N'avais-tu aucun doute sur la nécessité de cette euthanasie ?

– Non. J'étais absolument certain de ce que j'allais faire avec deux autres médecins. Les conditions de la loi étaient parfaitement respectées. Elle souffrait, mais savoir que les médecins l'avait écoutée la remplissait de joie. Elle est partie en souriant.

Il est évident qu'une personne atteinte de la maladie de Charcot, d'une maladie neurodégénérative invalidante ou d'un cancer en phase avancée pourra recevoir assez rapidement un accord pour être aidée à mourir. Mais certaines demandes d'euthanasie sont particulièrement difficiles à évaluer. Une analyse fine et approfondie du dossier médical du malade doit nous permettre, à nous médecins, de savoir si elles sont recevables ou pas. Que répondre par exemple à un patient âgé qui est atteint de plusieurs maladies liées à l'âge ? Celles-ci ne sont pas incurables, elles ne sont pas susceptibles de provoquer son décès. C'est plutôt l'accumulation de tous leurs désagréments, tous leurs effets, qui génère une souffrance elle, inapaisable : « Je ne vois plus, j'ai besoin d'une canne pour marcher, d'un déambulateur pour ne pas tomber… » Que dire aussi à une dame devenue aveugle et sourde et qui ne supporte pas d'être privée de tout ce qui faisait les petits bonheurs de sa vie : lire, regarder la télévision, écouter la radio ?

Il a bien fallu que je réponde quelque chose à Édith*. À 85 ans, elle était venue me voir en s'excusant presque de ne pas avoir de maladie grave et incurable, juste d'importants troubles de la vue et un âge avancé.

– *Mon mari est plus âgé que moi, il vient de fêter ses 92 ans. Je ne vois pratiquement plus rien, une dégénérescence maculaire liée à l'âge me rend aveugle. Si mon époux décède avant moi, je ne serai pas capable de vivre seule chez nous. Je ne veux pas être dépendante de mes enfants, je ne veux pas non plus terminer ma vie dans une maison de retraite. Dites-moi, docteur, que je remplis les conditions pour être aidée le jour où je l'aurai décidé.*

Sa demande était bouleversante. Mais la cécité n'est pas vraiment une maladie au sens propre, c'est plutôt un handicap. Édith le reconnaissait elle-même, mais son infirmité la faisait atrocement souffrir. Mentalement, psychiquement.

– *Je sais bien, docteur, que je ne suis pas souffrante. Reste que pour moi, perdre la vue, c'est comme être privée de l'usage de mes jambes. Sans plus aucune autonomie, j'ai besoin d'avoir constamment quelqu'un à mes côtés pour m'assister et continuer à pouvoir vivre chez moi.*

Son discours a fait sens. Il m'a beaucoup fait réfléchir. Comment aurais-je agi à la place d'Édith ? Je me suis alors imaginé qu'on cousait mes paupières, plongeant ainsi ma vie dans le noir absolu pour le reste de mes jours. Je ne pourrais plus travailler. Je ne pourrais plus grimper l'escalier qui mène à ma chambre. Je ne pourrais plus conduire. Qui m'assisterait dans ce quotidien de dépendance ? Il faudrait me donner à manger, me laver, me guider. Je ne pourrais pas vivre ainsi, non. Et je me suis dit que, comme Édith, j'aimerais, à ce moment-là, que quelqu'un m'aide à mourir selon ma volonté.

La réponse coulait donc de source : Édith entrait bien dans le cadre de notre loi, sa demande était bien la sienne, elle était atteinte d'un handicap grave et incurable qui entraînait des souffrances psychologiques inapaisables. Elle n'était pas en toute fin de vie, certes, mais son affection permettait de demander une aide à mourir. C'est délicat de mettre fin aux jours d'une personne bien portante, j'ai souvent des hésitations. La « prison » à laquelle je compare souvent la maladie apparaît moins nettement. Mais elle existe bien. C'est à moi de trancher. C'est quelque chose qui m'est assez pénible. La loi prévoit dans ces cas-là que deux autres médecins se prononcent aussi. Édith les a vus. L'un était psychiatre. Il a confirmé qu'Édith ne traversait pas une phase de dépression passagère, que son handicap entraînait bien cette inextinguible douleur. Si, en revanche, il l'avait diagnostiquée dépressive, les choses auraient été plus compliquées pour accéder à la demande d'Édith : une dépression peut altérer le jugement et, surtout, elle se soigne.

En médecine, certains paramètres peuvent être mesurés de façon objective : la température, le poids, le taux de cholestérol, l'insuffisance rénale… Mais quand il s'agit d'apprécier la douleur et la souffrance d'un malade, c'est beaucoup plus compliqué. Une infection urinaire peut être ressentie comme très douloureuse par un patient alors qu'une grosse tumeur sera mieux supportée chez un autre. C'est ainsi : la douleur est subjective. D'ailleurs, si vous avez déjà eu mal quelque part, votre médecin vous a forcément déjà demandé d'évaluer votre douleur et de lui attribuer une note sur une échelle de 1 à 10. 10, c'est le maximum. Un jour, alors que j'interrogeais justement un patient sur cette notion, il m'a répondu « 11 ». C'était au-delà du plafond de tolérance. Une douleur atroce. Jamais on ne m'avait donné ce chiffre. Malgré cette réponse a priori saugrenue, je me suis dit qu'il fallait faire immédiatement quelque chose pour cet homme.

La souffrance psychique est encore beaucoup plus difficile à évaluer. Nous ne pouvons nous référer à rien, il n'y a pas d'échelle, cette fois, pour la mesurer. Seule la parole et la description des symptômes faite par les malades peuvent nous donner une indication sur leur détresse, leur ressenti, leur vécu.

Je suis souvent désemparé face à des malades souffrant d'affections psychiatriques. Ils ont la plupart du temps été suivis des années par des spécialistes, multiplié les séjours dans des hôpitaux psychiatriques et n'ont jamais obtenu la guérison qu'ils espéraient, ou simplement une amélioration de leur état de santé. Je comprends leur souffrance, mais je suis démuni, tant j'ai peu de solutions à leur proposer. Je ne suis pas psychiatre, ce n'est pas moi qui peux décider s'ils peuvent être aidés ou pas. Je leur conseille toujours d'aller voir un spécialiste de leur maladie, de parler avec lui des possibilités qui pourront être envisagées. Une personne dépressive est toujours en grande souffrance, elle a besoin d'être aidée et soignée avant tout. Et si, d'aventure, elle veut aller au bout de sa démarche et demander une euthanasie, c'est avec le psychiatre qu'elle devra s'en entretenir.

C'est là l'une de mes limites : je ne traite pas les demandes d'euthanasie de ces personnes-là. Je les exclus d'office de mon champ d'intervention. Je fais jouer ma clause de conscience. C'est notre droit à nous, médecins : nous avons la possibilité de refuser de répondre à des requêtes qui sont contraires à nos convictions ou qui franchissent les limites que nous nous sommes fixées. Nous n'avons pas, en théorie, à nous en expliquer. Mais je prends, moi, toujours le temps de me justifier, pour ne pas créer un mal-être supplémentaire, un sentiment de rejet.

Je me souviens d'Annie*, qui m'avait adressé cette lettre :

« Docteur, je vis sans mémoire, sans histoire, sans passé, sans futur. Je perds la parole, personne ne m'adresse une gentille parole, mon fils m'a abandonnée et mon mari n'accepte pas ma maladie. Je meurs tous les jours un peu plus. J'ai un petit chien qui est tout mon bonheur et qui m'oblige à vivre pour nous deux. On rit, on fait des bêtises, on oublie tout. J'ai 76 ans, je souffre de l'exclusion. Je pense au suicide assisté, je fais ma demande parce que je suis fatiguée. »

J'ai lu son courrier avec tristesse. Je comprenais totalement son envie de mourir. Annie souffrait des débuts d'une maladie d'Alzheimer. Cette affection est incurable, mais elle pose de grandes questions dans le milieu médical belge : ceux qui en souffrent peuvent-ils bénéficier d'une euthanasie ? Faut-il prendre en compte leur demande, sachant qu'ils alternent moments de conscience et moments d'oubli ? Faut-il prendre en compte leur volonté si celle-ci a été exprimée avant de sombrer dans un état de non-discernement ? Et si oui, à partir de quand devrait-on respecter leurs directives anticipées, rédigées antérieurement ? Alzheimer, comme beaucoup de maladies neurodégénératives, annihile toute possibilité de réflexion logique à partir d'un certain stade. La loi belge estime qu'un malade atteint du syndrome d'Alzheimer peut demander à être aidé à mourir, mais il faut que sa demande soit faite dans les premiers temps de la maladie, quand les symptômes ne sont pas encore trop envahissants et lui laissent de grandes plages de pleine conscience. Ce fut le cas d'Hugo Claus, un écrivain très connu en Flandres. Il se savait touché par cette affection et avait demandé, lorsqu'il en était encore capable, à être euthanasié. C'est arrivé en 2008. Il avait alors 78 ans.

Annie, elle, a été reçue par un médecin psychiatre. De nombreux traitements ont encore été essayés pendant plusieurs mois, mais sans résultat. Sa demande d'euthanasie a finalement été acceptée grâce au rapport du spécialiste.

Pour Patrick*, par contre, il n'y avait aucun doute. Sa demande n'était pas recevable. Aussi grande était sa souffrance, rien ne justifiait que lui soit accordé un droit à l'euthanasie. Il n'avait plus toute sa tête, n'avait plus sa pleine conscience.

« Je vis depuis plusieurs années une détresse psychologique très grave et très profonde. J'ai tellement de problèmes que j'envisage de me jeter dans le vide depuis une falaise très bientôt. J'ai vu que vous pratiquiez l'euthanasie et je me dis que cette solution me conviendrait aussi. Je ne veux plus vivre vu le nombre incroyable de problèmes que j'ai. Gardez ce mail pour être tranquille, car c'est ma pleine volonté. J'attends votre réponse dès que possible car je ne veux plus continuer à vivre la vie que j'ai, cela fait trop longtemps que j'espère qu'elle s'achève. Aujourd'hui, ma vie est foutue et je n'ai plus la force de continuer ainsi plus longtemps : on a tous un niveau d'emmerdements que l'on peut supporter, mais moi je l'ai dépassé. Merci vraiment de votre réponse, je veux vous voir dès que possible. Ma décision est ferme et définitive, au moins j'ai cette liberté d'avoir le choix d'en finir… Ma vie est infernale et trop dure à supporter… »

Récemment encore, Claire, qui vit en région parisienne, m'a bouleversé avec ces quelques phrases :

« Docteur,

J'ai eu un appel de Mme C. Pierret qui m'a expliquée qu'il fallait absolument se déplacer pour avoir droit à la D.M.D (droit à mourir dans la dignité). Mais moi, mes angoisses sont telles que je ne sors pratiquement plus de chez moi. Aussi, je referai une tentative (qui sera la quatrième).

S'il vous plaît, dites-moi combien de boîtes de Bromazépam dois-je avaler (3 ou 4 ?) et combien de temps mettra à agir ce traitement.

Maintenant si vous pouviez faire une exception en m'envoyant le traitement miracle, je vous dédommagerais. Il suffit de me dire combien vous désirez.

Dans l'attente de votre réponse, en vous remerciant à l'avance, je vous prie d'agréer, Docteur, mes respectueuses salutations. »

Et que dire encore de cette demande d'un homme qui mettait en avant, outre sa maladie, ses problèmes financiers pour justifier son souhait de mourir ? Ou encore ce coup de téléphone passé par un fugitif qui me demandait de l'euthanasier parce qu'il était… recherché par la police ! Tout cela n'est pas sérieux…

Les maladies psychiatriques posent une véritable question éthique parce que la loi belge ne définit aucune règle pour elles. D'ailleurs, pourrait-on réellement prévoir dans une loi tous les cas de figure possibles ? La situation de chaque malade est spécifique et laissée à l'appréciation des médecins, à qui il faut faire confiance, sans barème pour mesurer le degré de souffrance de ces malades de l'esprit.

Il y a pourtant une véritable demande. Une étude menée entre 2007 et 2011 sur cent patients atteints de maladies psychiatriques et âgés en moyenne de 47 ans a démontré qu'ils parlaient tous d'un état de souffrance inapaisable qu'aucun traitement ne soulageait. Tous demandaient à être euthanasiés. Il faut comprendre ce que génère une affection mentale : isolement, repli sur soi, mal-être permanent, peur… La personne ne veut plus voir ses proches, ne mange plus, ne se lave plus… En un mot, elle ne vit plus. C'est au-delà de la déprime, c'est un état de prostration sans fin. Moins de la moitié des patients de l'étude (soit 48) ont reçu une réponse favorable : ils pouvaient être euthanasiés. Parmi eux, 11 ont finalement décidé de reporter ou d'annuler. À mes yeux, le fait de savoir que cette option était ouverte les a apaisés et leur a permis de continuer à vivre. Sur les 52 autres personnes s'étant vu refuser le droit à l'euthanasie, 38 ont réitéré leur demande et 4 se sont suicidées.

Aujourd'hui, le débat reste entier. Il faut que nous, médecins, acceptions l'idée que les solutions thérapeutiques peuvent n'aboutir à rien. Il n'existe pas de traitement spécifique à chacune de ces maladies et, malgré tous nos efforts, certains ne guériront jamais. Partant de ce constat, pourquoi refuser à ces patients en grande souffrance l'aide que l'on accorde à ceux qui sont atteints de maladies physiques ? Les psychiatres, comme les oncologues ou les neurologues, devraient pouvoir répondre à ces demandes dans les mêmes termes. Un malade atteint de troubles psychiques n'est pas forcément un fou privé de discernement. Beaucoup sont au contraire parfaitement conscients de leur maladie, sans être dépressifs. Leur quotidien n'est plus vivable et ils préfèrent y mettre un terme.

Outre ces malades qui me posent beaucoup question, je me suis fixé une autre limite : je refuse de pratiquer une euthanasie sur un enfant. La loi belge l'autorise depuis 2014 pour les mineurs en fin de vie. Les conditions pour l'obtenir sont encore plus sévères que pour un adulte. Très peu de cas ont été enregistrés depuis l'extension de la loi. Je suis particulièrement sensible à la douleur des enfants, je n'aurais pas pu être pédiatre. Leur souffrance m'est insupportable. Je ne suis pas contre le fait qu'on puisse abréger leur agonie, mais je me sens incapable de le faire moi-même. C'est une épreuve trop dure pour moi. Cela fait-il de moi, dès lors, un opposant à l'euthanasie des enfants ? Non. D'ailleurs comment réagirais-je si des parents venaient me trouver avec leur fils ou leur fille en grande souffrance ? Je n'ai aucune réponse. Peut-être me surprendrais-je ?

– 11 –

Messages d'espoir : quand la vie reprend ses droits

Elvis* claudique. Encadré par sa mère et son frère, il boitille jusqu'au fauteuil face à mon bureau.

– *Les médecins viennent de me poser une prothèse de hanche*, explique-t-il en s'asseyant, pour justifier sa démarche bringuebalante.

D'habitude, les patients qui tiennent ce genre de langage ont les tempes grisonnantes et le visage ridé. Elvis, lui, est un homme jeune. Avec sa petite taille, son corps frêle et son visage encore poupon, il ressemble à un adolescent : pourtant il a 25 ans. Et déjà, il veut mourir… Dans ses mails, dans nos échanges, il m'a expliqué pourquoi il voulait me consulter. Je connais donc l'objet de sa visite, mais le voir devant moi dans un tel état physique, complètement anormal pour un homme de son âge, me prend de court et me serre le cœur. Elvis n'a pas connu une croissance normale, il ne doit pas mesurer plus de 1 mètre 50. Son squelette est celui d'un petit vieux perclus d'arthrose. Bientôt, il ne pourra même plus se déplacer sans l'aide d'une canne ou d'un déambulateur. Heureusement, de tels cas restent exceptionnels. C'est même la première fois que j'en croise un.

Je sais déjà que l'entretien va être difficile, plus encore que les précédents. Elvis est trop jeune pour être malade. Pour vouloir en finir.

– Je suis très fatigué, docteur, et j'ai mal partout…

– Racontez-moi…

– Aucun mot ne peut décrire ce que je ressens. Je n'arrive même plus à pleurer, mes larmes se sont taries. À l'âge de 4 ans, on m'a diagnostiqué une arthrite juvénile idiopathique. Toutes mes articulations sont atteintes et me font atrocement souffrir. Mon corps est fragile : je me suis fracturé le poignet, le fémur, les côtes, mes vertèbres se tassent, j'ai de l'ostéoporose… Mes deux hanches ont été remplacées par des prothèses totales. Je prends de la cortisone, des antidouleurs, mais rien ne me soulage. Jusqu'à présent, j'ai fait avec, mais désormais, je n'en peux plus. Je souhaite être aidé à mourir.

La maladie dont est atteint Elvis est très rare. Au regard de notre loi, il n'entre pas vraiment dans le cadre. C'est un homme jeune, son décès n'est pas prévu à court terme, il n'est pas en phase terminale. L'arthrite juvénile idiopathique créée une inflammation douloureuse et persistante au niveau des articulations, qui se mettent à gonfler. La mobilité est largement entravée. On ne sait pas pourquoi cette pathologie apparaît. On sait en revanche que l'on n'en guérit pas. Comme dit Elvis, il faut vivre avec… Pour lui, cela fait plus de vingt ans. Deux décennies à avoir mal, à voir ses genoux tout boursouflés, à ne pas pouvoir courir comme ses camarades dans la cour de l'école, à ne pas jouer au foot avec les autres, à ne pas trouver de vêtements à sa taille, à hurler de douleur au bout de cinq minutes de randonnée…

– *J'ai l'impression de vivre comme un vieillard…*, résume-t-il.

À l'âge où il devrait sortir, aller danser, parcourir le monde, il passe toutes ses journées dans son fauteuil ou dans son lit. Quand les jeunes de sa génération prennent leur envol et font leurs premières expériences de l'indépendance, lui demeure cloué au sol et tombe dans une dépendance plus grande encore. Ses os s'effritent, doivent déjà être remplacés par des prothèses. Quelle tristesse, quelle injustice…

Quel avenir pour lui ? Des douleurs physiques de plus en plus intenses ? Une souffrance morale pour enfoncer le clou ?

– Qu'attendez-vous de moi, Elvis ?

Je lui lance cette question rituelle, que j'ai posée à tant de malades avant lui, en le regardant droit dans les yeux. J'ai une petite idée, déjà, de ce qu'il va me répondre…

– Je voudrais que vous m'aidiez à mourir, docteur. Pas tout de suite, peut-être pas l'année prochaine non plus. Je voudrais juste m'assurer que le jour où je le déciderai, vous serez là pour moi, pour m'aider à partir.

Sa voix est à l'image de son physique, douce et fragile, mais étrangement déterminée. Elvis a pesé le pour et le contre, il semble avoir mûrement réfléchi. Ce n'est pas un coup de tête, pas la conséquence d'un passage à vide. J'attends quelques instants avant de lui répondre. Je regarde sa mère, assise à côté de lui et qui me fixe également. Le temps semble s'être arrêté. Elle ne parle pas, ne pleure pas, elle est courageuse. Elle a, elle aussi, épuisé sa réserve de larmes.

Que peut-on dire en pareil cas ? Parler, mais pour dire quoi ? Son silence, je l'interprète comme un accord tacite qu'elle a passé avec son fils. Oui, elle comprend sa souffrance, oui, elle sait tout ce qu'il a déjà enduré, oui, elle est d'accord avec son projet, mais le dire avec des mots doit lui être tout simplement impossible. Dans le cœur d'une mère, la nature n'a rien prévu quand il s'agit d'accompagner son enfant vers la mort…

Elvis attend ma réponse. Je brise le silence qui a envahi le cabinet.

– *Les comptes-rendus médicaux que vous m'avez fait parvenir, les copies des examens que vous avez subis, votre état de santé actuel indiquent que vous souffrez, effectivement, d'une maladie grave et incurable, mais, comme vous n'êtes pas en toute fin de vie, il est indispensable que vous rencontriez deux autres médecins, afin qu'ils confirment le diagnostic et se prononcent sur la recevabilité de votre dossier.*

La loi belge est claire. Le cas d'Elvis entre bien dans son cadre mais, son décès n'étant pas prévisible à plus ou moins six mois, il devra consulter un autre médecin qui confirmera le diagnostic ainsi qu'un spécialiste de sa maladie ou un psychiatre. La maladie dont il souffre ne laissant planer aucun doute, je l'adresse à un psychiatre. J'aimerais également avoir l'avis de mon confrère le professeur

Wim Distelmans. Elvis a traversé la France, depuis Marseille, pour venir me consulter, je sais le calvaire que ce périple représente pour un malade étranger qui habite loin d'ici, mais ce deuxième voyage pour Bruxelles est nécessaire s'il veut pouvoir bénéficier de notre loi. Cette obligation n'a pas l'air d'être un problème pour lui. Tant mieux !

– Bien sûr, docteur.

– Quand mes confrères vous auront examiné, nous pourrons vous donner une réponse définitive.

– Que dois-je faire en attendant ?

– Vous pouvez écrire à la main, sur une feuille blanche comportant votre nom, la date du jour et votre signature, votre souhait d'être euthanasié. Vous n'avez pas besoin de préciser de délai, juste votre volonté dans l'absolu. Puis vous scannez le document et vous me l'envoyez par mail. Votre demande devra être réitérée et confirmée régulièrement par d'autres, que vous pourrez m'adresser par mail aussi. Est-ce que c'est bon pour vous ?

Elvis hoche la tête pour me signifier qu'il a bien compris. Doucement, lentement, sa frêle silhouette se redresse, il s'extrait péniblement de son fauteuil et me tend la main.

– Merci, docteur de Locht. Merci beaucoup. Et à bientôt.

– *À bientôt, Elvis.*

Je salue sa maman, toujours silencieuse, toujours courageuse, et son frère. Je les accompagne jusqu'à la porte de mon cabinet. Je les vois s'éloigner pour rejoindre leur véhicule garé un peu plus bas dans la rue, Elvis avec sa démarche claudicante, un peu à la traîne. Je referme machinalement la porte et rejoins mon bureau sur lequel son dossier est encore ouvert. Mes pensées sont toutes centrées sur ce cas inédit pour moi. Je me sens totalement impuissant face à cette maladie incurable. La seule chose que je peux encore faire pour aider ce pauvre jeune homme, c'est le rassurer et lui dire que je serai là pour l'aider à mourir quand il le décidera, quand il ne pourra plus endurer les souffrances insupportables que sa maladie lui fera subir. J'ai senti qu'Elvis était parti soulagé après notre entretien et à cet instant précis, comme chaque fois, j'ai la conviction que ce que j'accepte de faire pour ces malades est quelque chose de bien.

Les semaines passent. Elvis est de nouveau convoqué à Bruxelles pour un rendez-vous avec mes confrères. Les discussions vont bon train entre nous. À la fin, nous tombons tous d'accord : Elvis entre bien dans le cadre de la loi belge. Il pourra donc être aidé à mourir quand il le décidera.

– Nous avons longuement étudié votre cas, Elvis, et nous estimons que votre demande est recevable. Vous pouvez compter sur nous.

Un grand sourire se dessine sur le visage d'Elvis, qui s'illumine instantanément. Cette réponse, il l'attendait depuis si longtemps !

– Merci, docteur. Vraiment merci.

Il est ému. Il regarde sa mère, lui adresse un sourire. Qu'elle lui rend tant bien que mal, du bout des lèvres. J'aimerais sonder son esprit. Aurait-elle préféré que nous disions non à son fils ? Est-elle au contraire soulagée ? L'âge de mes patients habituels fait que je rencontre très rarement des parents. Je n'ai pas de mal à imaginer le dilemme affreux dans lequel elle doit se débattre, prise entre l'envie de garder son enfant et sa peine de le voir souffrir chaque jour un peu plus. Moi qui tente toujours de me mettre à la place des patients, j'avoue que je serais certainement très ennuyé dans une telle situation, inextricable.

Elvis est reparti chez lui, en France. Peu de temps après notre décision collégiale, j'ai reçu un mail de sa part. Je m'attendais à y lire un renouvellement de sa demande d'aide à mourir, voire qu'il me prie de lui trouver une date pour organiser son dernier voyage à Bruxelles. Eh bien non !

« Bonjour docteur de Locht.

Merci encore de nous avoir reçus et accordé de votre temps. Ces échanges avec vous et vos confrères, votre réponse favorable à ma demande m'ont beaucoup fait réfléchir. Je suis très heureux de savoir que vous serez là pour m'aider lorsque je l'aurai décidé. Grâce à vous, je ne crains plus de "mal mourir". Vous m'avez redonné confiance, redonné goût à la vie. J'ai décidé de continuer à me battre, à vivre comme les jeunes de mon âge.

Je vous donnerai régulièrement de mes nouvelles. Je vous remercie encore une fois pour votre écoute. Paradoxalement, vous me sauvez la vie. L'euthanasie est plus un message de vie que de mort.

Bien à vous,
Elvis »

À mon grand étonnement et pour mon plus grand bonheur, les consultations à Bruxelles lui ont redonné un certain élan pour aller plus loin. Assurer à un malade qu'il pourra bénéficier d'une fin choisie et non subie peut véritablement l'aider à mieux vivre. Quelle belle leçon ! Et dans cette phrase, « paradoxalement, vous me sauvez la vie », que d'optimisme ! Aujourd'hui encore, je souris en lisant et relisant les mots d'Elvis.

Le jeune homme a tenu parole. Il m'envoie de temps à autre des messages pour me raconter son quotidien. Il a repris le cours de sa vie. Bien sûr, il n'est pas guéri, la maladie le fait toujours beaucoup souffrir, ce sera hélas ainsi jusqu'à ses derniers jours. Mais il profite encore un peu de chaque moment qui passe. Il va bientôt fêter ses 30 ans. Dans son dernier mail, il me demande même quand ce livre sera publié.

L'euthanasie comme message de vie : cela peut sembler effectivement antinomique. Le rapprochement est rarement fait, la fin de vie étant systématiquement associée à la mort. Il n'est pourtant pas si rare que des patients retrouvent l'envie de vivre une fois qu'ils ont l'assurance qu'ils pourront partir comme bon leur semble, quand bon leur semblera.

– *Pouvoir considérer que je connaîtrai une mort douce me permet de vivre heureux durant les années qu'il me reste. Je fais des choses qui contribuent à ma joie de vivre car je sais que je n'aurai pas à endurer les souffrances de la maladie. Cette option me procure de la sérénité*, me dit mon ami Christian.

Je trouve que c'est un bon résumé. Cela permet de bien comprendre le message de vie porté par l'euthanasie. Régulièrement, Christian me demande si je veux bien lui ouvrir un dossier. J'ai hésité longtemps avant de lui répondre… C'est difficile pour moi de promettre une aide à mourir à un proche, mais au fond de moi, je sais très bien que je ne le laisserai pas souffrir inutilement et, surtout, contre sa volonté. Malgré la peine que j'aurai de voir partir un ami, je l'accompagnerai comme il le souhaite.

– *Aujourd'hui, je ne remplis pas les conditions pour être entendu dans une demande d'euthanasie, et je n'ai pas envie de mourir tout de suite non plus. Mais si mon état de santé se dégradait rapidement, je demanderais une euthanasie, et le mieux pour moi, c'est de tout prévoir à l'avance, donc dès à présent, pour avoir la certitude que j'aurai une porte de sortie et que ma fin de vie sera conforme à ce que je souhaite.*

Elvis ou Christian sont loin d'être des cas isolés. Après avoir obtenu mon accord pour être aidés à mourir, beaucoup de malades ne sont jamais revenus me voir et ne m'ont plus donné de leurs nouvelles, ou bien épisodiquement. Certains patients reprennent même le cours de leur vie là où la maladie l'avait stoppé, un peu comme si la période de profond désarroi qu'ils venaient de traverser était mise entre parenthèses.

Ainsi, Nadine* a recommencé à écrire. L'annonce de sa maladie l'avait anéantie mais son « assurance de fin de vie » lui a donné le courage de reprendre son stylo et son bloc de papier.

« Docteur, je peux enfin de nouveau me consacrer à l'écriture. Je pense beaucoup moins à ma maladie et j'ai pu remettre de l'ordre dans mes idées, parce que je sais que je pourrai compter sur vous, vous me l'avez promis. Je ne vous remercierai jamais assez de m'avoir redonné l'envie de me livrer à mon passe-temps favori. Écrire est pour moi une chose vitale, cela me permet de m'évader, de laisser mon esprit vagabonder et, pendant ce temps-là, d'oublier que je suis malade. Je vous en remercie infiniment. »

J'ai beaucoup d'autres exemples en tête et à l'instant me revient celui d'Andrée* qui s'est beaucoup rapprochée de sa famille et, après une phase de dépression, a décidé de se battre encore énergiquement contre la tumeur qui la condamne. Son cancer du péritoine sera opéré prochainement, elle a accepté cette opération après avoir reçu l'assurance d'être aidée si tout ne se passait pas pour le mieux.

« Docteur, je vais accepter l'opération ainsi que la chimiothérapie qui suivra. J'avais baissé les bras, nos derniers entretiens m'ont remonté le moral et donné l'envie de me battre encore une fois. J'ai pu discuter de tout cela avec mes proches, avec mon mari et mes enfants. J'ai de la chance, ils me soutiennent et m'accompagneront dans cette nouvelle phase du traitement. Cela fait plus de dix ans que nous avons abordé le problème de la fin de vie à la maison, bien avant que je ne sois malade ; ils connaissent mon opinion sur ce sujet et m'ont assurée de leur soutien et de leur total compréhension si je leur dis un jour que je ne veux pas aller plus loin… Mais je vais me battre… Je voudrais vivre encore un peu, mais pas dans n'importe quelles conditions ; savoir que je pourrai dire stop quand j'aurai atteint mes limites me permet d'accepter cette dernière intervention que je n'aurais pas voulu subir en France, j'aurais eu bien trop peur de ne plus pouvoir maîtriser ma fin de vie. »

Cette combativité, une autre de mes patientes, Françoise, en est le porte-étendard. Elle a témoigné dans différents médias et se bat pour que l'euthanasie dont elle bénéficiera en Belgique quand elle la demandera soit légalisée en France. Elle se bat contre la maladie parce qu'elle a l'assurance d'être aidée, elle le dit, elle le répète, elle le crie aussi.

Françoise est atteinte d'un cancer ORL qui a récidivé il y a six ans. Elle a déjà subi de nombreuses interventions au niveau du visage et si elle a accepté de subir les deux dernières, c'est aussi parce qu'elle savait qu'elle serait aidée à mourir si elle ne supportait pas les mutilations provoquées par ces opérations.

« Savoir que je pourrai être aidée à mourir quand je le déciderai et quand je ne pourrai plus supporter les douleurs physiques et psychiques engendrées par mon cancer m'a permis de poursuivre les traitements, et c'est pour cela que je suis encore en vie aujourd'hui ! J'ai rédigé mes directives anticipées, mais je sais qu'en France, elles ne seront pas respectées obligatoirement. Le médecin peut ne pas en tenir compte et je ne veux pas terminer ma vie dans un mouroir dans un état de faiblesse et de vulnérabilité tel que je ne pourrai plus rien gérer du tout. Si je n'avais pas eu les médecins belges pour me rassurer, je serais déjà morte depuis longtemps ! Je n'aurais pas accepté de tenter les deux dernières opérations qui risquaient de me laisser aveugle. Je connais mes limites et moi seule peut dire à quel niveau je les fixe ! »

Et, comme pour appuyer ses propos, elle ajoute :

« Je ne peux pas dire que ma vie n'a jamais été aussi belle qu'aujourd'hui, mais je la trouve belle malgré tout parce que je sais que j'ai pu la prolonger grâce aux médecins belges et que je pourrai la terminer avec le sourire ! »

– 12 –

Encore combien de temps ?

Encore une ou deux longueurs. Vingt-cinq mètres dans un sens, 25 mètres dans l'autre sens. Sur le dos, bras gauche vers l'arrière, puis bras droit, pendant que mes jambes font de petits battements réguliers. Immergé dans l'eau de la piscine, je suis bien. Encore cinq minutes et je sors. Mes copains sont déjà en train d'entrer dans le jacuzzi, je vais vite les rejoindre. Qu'est-ce que j'aime ces moments ! Cette heure, avant que le jour se lève, rien que pour moi. Mon corps tout entier se détend, mon esprit se libère. Je suis ailleurs.

– *Enfin te voilà, Yves !* m'entends-je dire en m'asseyant enfin dans le bain à remous.

Tout le monde est là, ça rigole déjà. Les blagues et les bons mots fusent : « Quoi de neuf, docteur ? » On se raconte nos vies, on se dit des bêtises. On oublie les tracas du quotidien. Je profite de ces instants, certainement les plus agréables de ma journée. Pas franchement pressé de quitter ce bouillonnement de bonne humeur, je regarde ma montre. 7 h 30. Le temps passe si vite…

– *Tu t'ennuies avec nous, Yves ?* plaisante un de mes camarades.

– *Je ne te le fais pas dire !* je rigole à mon tour. J'abandonne mon ton badin et ajoute, sérieux : *Je vais avoir une journée difficile.*

Mes amis m'adressent un sourire. Des années que nous nous retrouvons chaque matin ici pour nager et nous relaxer. Ils me connaissent, ils savent. Ils ont compris qu'aujourd'hui, j'allais donner le dernier soin à un patient.

Séché, habillé, je prends la route de l'hôpital. L'établissement est situé en banlieue de Bruxelles, il me faut un peu de temps pour y parvenir. La circulation est un cauchemar, surtout à cette heure-ci… J'ouvre ma fenêtre, tourne le bouton de l'autoradio, à la recherche d'une bonne station. J'essaie de me concentrer sur ce que raconte le présentateur. Ses mots parviennent à mes oreilles en une espèce de charabia : je ne distingue que des sons inintelligibles. Mon esprit est déjà à l'hôpital, au cinquième étage, dans la chambre 518 aux teintes vert pâle. Comment cela va-t-il se passer ? Comment va réagir l'épouse ? Les enfants seront-ils présents ?

Je me demande aussi ce que cet homme a bien pu faire les jours précédents. Comment a-t-il occupé sa dernière semaine, son dernier week-end, en sachant qu'il n'y en aura pas d'autres ? A-t-il mis ses papiers en ordre ? A-t-il reçu ses amis, sa famille, pour leur dire au-revoir ? Ou bien n'a-t-il rien fait de particulier ?

Arrivé à l'hôpital, je traverse le grand hall, le cœur lourd. Plus l'ascenseur grimpe les étages, plus je me sens mal. Je rassemble mes forces, respire un grand coup et entre dans la chambre où tout le monde m'attend déjà.

– *Bonjour, messieurs-dames.*
– *Bonjour, docteur !*

Deux heures plus tard, je sors de l'hôpital. Assis dans ma voiture, à l'arrêt sur le parking, je revois le visage de ce monsieur qui souriait en partant, celui de sa femme, anéantie. Les traits de mes patients me restent souvent en mémoire, j'oublie rarement leur masque de douleur et la quiétude qui les saisit au moment de partir. Au bout de plusieurs longues minutes, je démarre enfin. Je n'ai aucun rendez-vous cet après-midi, j'ai fait en sorte de me libérer de tout engagement. Je vais rentrer chez moi, me reposer, penser à autre chose. Mais d'abord, je vais rouler un peu. N'importe où.

Combien de temps encore vais-je tenir ? Je suis fatigué. Physiquement, le poids des années commence à se faire sentir. J'ai plus de 50 années d'exercice de la médecine derrière moi. J'ai vieilli. Moralement, je peine de plus en plus à me remettre d'une euthanasie et à gérer le nombre considérable de demandes qui me parviennent chaque jour. Ma sensibilité n'est pas émoussée, loin de là. Simplement, je n'en peux plus. On me demande trop. Si j'écoutais tous ceux qui me sollicitent, je pratiquerais une euthanasie par jour ! Une dizaine par an sont bien suffisantes.

Régulièrement, je me dis : « J'arrête tout. Je prends ma retraite, je me consacre à mes activités bénévoles, à mes loisirs, à ma famille. » Je ressens une certaine usure. Ce n'est tout de même pas rien, l'euthanasie… Désormais, rien que la vision d'une personne qui pleure lors d'une consultation d'ouverture de dossier me pèse. J'anticipe les moments qui suivront :

les cris, les larmes lorsque le malade sera parti, et moi, au milieu de la pièce, essayant de réconforter comme je peux celles et ceux qui restent. Je vois les épouses qui vont me tomber dans les bras, j'entends les sanglots des fils et des filles, je devine enfin les regards pas très amènes jetés sur moi… Je ne m'y habituerai jamais.

Certains de mes confrères belges n'ont pas réussi à tenir le choc et ont arrêté de pratiquer des euthanasies après leur première expérience. Moi, je continue, parce que je suis convaincu de ce que je fais, mais aussi parce que j'ai pris des engagements. Je me sens moralement obligé de les honorer. J'ai dit à des personnes que je serais là le jour où elles auraient besoin de moi. Ce jour n'est pas arrivé encore, peut-être même n'arrivera-t-il jamais. Quoi qu'il en soit, je me dois de respecter la parole que j'ai donnée et de répondre présent lorsqu'elles m'appelleront. J'ai du mal à m'imaginer leur disant que, finalement, non, je ne pratique plus et qu'il faut qu'elles trouvent un autre médecin. Je ne suis pas capable de faire ça.

Je ne compte pas le nombre de dossiers qui sont en attente chez moi, le nombre de malades à qui j'ai dit « oui » presque malgré moi. Je pense qu'il y en a une centaine. Je me refuse à en faire l'inventaire précis. Quoi qu'il en soit, il y en a trop. Je ne prends plus de nouveaux patients désormais.

Je commence aussi à avoir de plus en plus de mal à supporter les injures des opposants. Chacun a des convictions. Moi, je suis persuadé du bien-fondé du dernier soin. D'autres estiment, au contraire, que c'est une hérésie. L'idée même les heurte. Je peux l'entendre. Je ne cherche à convaincre personne, je ne fais pas de prosélytisme. Je l'ai déjà dit : je ne suis pas un militant. Comment se définir comme un militant quand il s'agit d'une telle cause ? Un temps, j'ai été adhérent à l'Association pour le droit à mourir dans la dignité en Belgique. J'ai jeté l'éponge. Je ne défends qu'une chose : mon patient. Son bien-être est ma seule cause, lui éviter autant que faire se peut des souffrances, le seul étendard que je porte.

J'aime beaucoup échanger avec ceux qui ne sont pas d'accord avec moi. Entendre leurs arguments, leur présenter les miens. En revanche, je ne comprends pas l'agressivité, la violence même, de certains à mon égard. Combien de fois ai-je reçu des appels téléphoniques menaçants ? Combien de lettres d'insultes ? Des pratiques que je trouve insupportables. Parce que ce n'est pas justifié, et aussi parce que ça fait peur à Nathalie, mon épouse. Elle redoute déjà que j'aille en prison à cause des euthanasies que je pratique, en Belgique, sur des Français – alors que tout cela est légal. Désormais, je ne lui dis plus rien des horreurs que je reçois.

Au risque de froisser mes lecteurs français, ce ne sont pas les Belges qui déversent sur moi ce tombereau de méchancetés. Ce sont des Français ! Les seules conférences sur l'euthanasie placées sous protection policière, c'est en France qu'elles ont lieu. Chaque fois que je suis invité à m'exprimer sur ma pratique dans des colloques outre-Quiévrain, je me prépare à affronter des opposants qui n'ont en réalité aucune envie de débattre. Tout ce qu'ils souhaitent, c'est nous balancer tout le mal qu'ils pensent de nous. Aucun dialogue n'est possible, aucune conversation constructive. Ce sont les Français qui font circuler les pires rumeurs sur les médecins belges et l'euthanasie. Encore récemment, j'ai entendu dire, par le représentant d'un homme politique français, François Fillon pour ne pas le nommer, que la moitié des euthanasies en Belgique étaient pratiquées sans l'accord explicite du patient ! C'était lors de la dernière campagne électorale. Jean-Luc Romero, actuellement président d'honneur de l'Association pour le droit à mourir dans la dignité (ADMD), avait invité chacun des candidats ou leur porte-parole à s'exprimer sur la fin de vie dans une grande salle parisienne. Ce sont encore les Français qui m'ont baptisé « l'euthanologue », ce mot que je déteste tellement. Pourquoi tant de haine ?

J'ai arrêté de répondre à ces personnes qui n'ont de toute façon nulle intention d'écouter mes arguments. Je me préserve. Quand je reçois un appel téléphonique en provenance de France, je ne décroche pas : il y a une chance sur deux que ce soient des injures qui m'attendent au bout du fil ou une nouvelle demande d'euthanasie. Les courriers, je ne m'inflige plus leur lecture intégrale, ils finissent directement au panier.

Il y a néanmoins une lettre que j'ai conservée, parce qu'elle m'a particulièrement marqué. Celle d'un médecin français farouchement opposé à l'euthanasie. Courtois, il ne me menaçait pas mais me mettait plutôt en garde.

« L'euthanasie ne peut pas être une bonne chose car elle raccourcit la vie et le médecin n'est pas dans ce rôle-là. De plus, moralement et religieusement, elle ne peut être acceptée. Puis-je me permettre de vous conseiller de lire les recommandations de la Société française de soins palliatifs, la charte des professionnels de santé sur le site du Vatican ou l'encyclique *Humanae vitae*. De grâce, ne prenez pas de ticket pour l'enfer… »

Quelques semaines plus tard, alors que j'avais à mon tour envoyé un courrier à cet homme, il m'a répondu, me faisant part de nouvelles « recommandations » :

« Nous ne devons donc pas nous étonner si certains chrétiens désirent faire un usage modéré des analgésiques. Ils s'associent ainsi de manière consciente aux souffrances du Christ. Double aspect de la douleur : d'un part, elle a en soi une fonction thérapeutique car elle facilite la confluence de la réaction physique et psychique de l'homme à l'attaque du mal. D'autre part, elle fait appel à la médecine par un traitement de calmants. Pour le chrétien, la douleur a un autre sens, pénitentiel et salvifique. Elle est, en effet, une participation à la passion du Christ et l'union au sacrifice rédempteur. »

J'ai relu plusieurs fois les mots que m'écrivait cet homme. Le « ticket pour l'enfer » qu'il m'implorait de refuser m'a beaucoup tourné dans la tête. J'ai immédiatement repensé à mon père, bien sûr, mais aussi à mon oncle, le chanoine de Locht, et à Gaston, le prêtre, le premier à m'avoir demandé de l'euthanasier, et à toutes les questions que je me posais déjà. Étant par nature un homme qui doute, ce genre de phrases ravive mes interrogations. Mais dès que je m'exprime devant des militants français, quand je leur expose mon quotidien de médecin, je suis rassuré. Cet échange avec eux me convainc que non, je n'irai pas en enfer. Même à mon âge, j'ai besoin d'être rassuré !

Il n'empêche. Tout cela, mis bout à bout, fait que je me demande véritablement combien de temps je vais encore tenir. Est-ce que je vais finir par ne me consacrer qu'aux patients belges ? Je ne suis pas le seul à ne plus pouvoir donner suite aux demandes incessantes des Français. Les hôpitaux belges ferment petit à petit leur porte aux étrangers, n'acceptant plus de recevoir que leurs concitoyens. Il y a encore quelques années, je pouvais solliciter plusieurs établissements de santé pour pratiquer une euthanasie. Désormais, il n'y en a guère plus qu'un qui accepte de m'accorder des chambres pour les patients français.

De nombreux pays dans le monde ont voté une loi dépénalisant l'euthanasie ou le suicide assisté sous certaines conditions (cf. annexes) : la Hollande, la Belgique et le grand-duché de Luxembourg. En Suisse, l'euthanasie est interdite mais le suicide assisté est autorisé. Les Pays-Bas ont déjà dressé des barrières : seuls les Hollandais peuvent y bénéficier d'une euthanasie. La Belgique ne peut plus faire face à cet afflux de demandes extérieures, c'est certain. Il est plus que temps que la France se dote d'une législation en matière de fin de vie. Que les Français n'aient plus à se déplacer pour mourir librement. Car c'est bien cela le débat : mourir n'est pas une option, tout le monde y sera confronté un jour où l'autre. Reste à savoir dans quelles conditions. Je plaide simplement pour que celles-ci soient les meilleures possibles.

Si je suis honnête, je dois avouer que je suis assez pessimiste : je n'ai pas l'impression que les pouvoirs publics français aient l'intention de revenir sur la loi Léonetti et de dépénaliser l'euthanasie. Votre nouveau président de la République, Emmanuel Macron, n'a pas évoqué cette thématique lorsqu'il était en campagne. La révision des lois de bioéthique, en 2018-2019, incluera-t-elle cette question ? Le thème de la fin de vie a été l'un des plus débattus lors des réunions citoyennes organisées un peu partout en France dans le cadre des discussions sur ces lois organisées par le Conseil consultatif national d'éthique. Mais les membres du gouvernement, dans leurs déclarations publiques, m'ont semblé pour le moins réticents à inscrire l'euthanasie dans ce cadre-là. Je crains l'occasion manquée… J'ai entendu la ministre de la Santé expliquer que nous n'avions pas encore suffisamment de recul sur la loi Claeys-Léonetti de 2016, et qu'il était trop tôt pour la modifier encore. Je pense que c'est un argument prétexte pour ne pas avoir à légiférer sur l'euthanasie. Peut-être ont-ils peur des manifestations, des oppositions ? Peut-être craignent-ils de voir défiler une marée humaine dans les rues ? Pourtant, la population est favorable à une loi !

L'euthanasie, mon exercice de la médecine générale, mes activités au sein du centre de prévention du suicide, à la prison, mes rencontres avec les patients, avec les Français, mes expériences personnelles et douloureuses avec la mort et la souffrance : tout cela m'a énormément appris. Sur la vie, sur moi-même. Je ne regrette rien. Je sais aussi ce que je veux pour moi-même. Si un jour je devais tomber malade, devenir handicapé après un grave accident, pour rien au monde je ne souhaiterais vivre dans la douleur. Mon dossier est prêt, le jour où ça n'ira plus, je partirai. Je le rappelle régulièrement à mon ami et confrère Wim :

– *Quand ce sera l'heure, tu m'aideras, hein !*

– *Mais enfin Yves, tu es en pleine forme. Tu nous enterreras tous !* me répond-il toujours.

Wim ne manque pas d'humour. Je sais néanmoins que lorsque j'aurai besoin de lui, si ce moment arrive, il répondra présent. Je n'ai pas peur de la mort. En tout cas, pas de la mienne. Je suis simplement très triste à l'idée de laisser mes proches. C'est pour eux que c'est le plus difficile, toujours. Je redoute, moi-même, qu'on parte avant moi et qu'on me laisse seul sur terre. Le départ de mon frère a été pour moi très compliqué à gérer, je souffre toujours de son absence. Je n'arrive plus à regarder une émission sur le virus du sida, cela me rappelle trop de souvenirs douloureux. Je ne veux pas avoir à aider mon épouse, ma famille, mes amis à partir. Je serais incapable de leur apporter le dernier soin. Toute ma vie, j'ai passé mon temps à dire au revoir. À mes patients, à mes proches, à ceux que j'aimais. Je sais qu'un jour, ce sera mon tour de leur dire adieu. Le plus tard possible.

Conclusion

Hélène, Gaston, Pierre, Jean, Pascal, Michel, Lucette, André, Daniel, Cathy, Benoît, Monique, Édith, Annie, Elvis, Nadine, Andrée, Françoise. Et tous les autres. Tous ceux que j'oublie, tous ceux que je ne connais pas encore. Ces noms, ces visages, ces histoires resteront à jamais gravés dans ma mémoire. Tous ont contribué à faire de moi l'homme que je suis aujourd'hui, le médecin que j'ai été et que je continue à être. Tous ont forgé ma conviction selon laquelle la souffrance au-delà d'un certain seuil est intolérable et qu'elle ne doit pas se prolonger quand elle l'a dépassé. Que le dernier soin, comme j'aime l'appeler, fait partie de ceux que le médecin doit dispenser lorsqu'on le lui demande.

Voilà maintenant plus de vingt ans que la Belgique a dépénalisé l'euthanasie. Pendant ce temps, la France a multiplié les textes de loi pour aboutir à une législation qui n'est, à mes yeux, pas satisfaisante. Qui pourrait se satisfaire de voir ses concitoyens s'exiler pour avoir le droit de choisir leur propre mort ? Dans les années 1960-1970, les Françaises, déjà, traversaient les frontières européennes pour être libres d'interrompre une grossesse qu'elles ne désiraient pas. Pour être libres de disposer de leur propre corps. Il a fallu tout le courage de Simone Veil, en 1975, pour mettre fin à cette situation, indigne. Aujourd'hui, des hommes et des femmes se déplacent jusque dans mon pays pour être libres de disposer de leur propre mort. Libres de partir.

J'ignore combien de temps encore cette aberration se poursuivra. Mais je sais que cela sera bientôt intenable, et pour la France, qui ne pourra plus fermer les yeux longtemps, et pour la Belgique, qui ne pourra plus accueillir tous ces exilés.

On raconte beaucoup de choses sur l'euthanasie, la Belgique, les médecins qui la pratiquent. La plupart sont fausses. Hélène, Gaston, Pierre, Jean, Pascal, Michel, Lucette, André, Daniel, Cathy, Benoît, Monique, Édith, Annie, Elvis, Nadine, Andrée, Françoise m'ont permis, par leur parcours, leurs mots, de remettre, je l'espère, quelques pendules à l'heure.

Je ne me permettrais pas d'interpeller les pouvoirs publics français pour leur réclamer une loi ou juger leur législation. Je souhaite juste leur montrer, à eux ainsi qu'à tous ceux qui s'opposent farouchement à l'euthanasie, la réalité de cette pratique. Je ne cherche à apitoyer personne. Simplement à présenter une situation ubuesque que trop se refusent à regarder en face.

J'aimerais aussi pouvoir partager mon expérience avec des médecins français. J'ai pu en égratigner un certain nombre dans les pages qui ont précédé. Je sais que beaucoup attendent que l'euthanasie soit dépénalisée en France. Je sais aussi qu'ils feront un très bon usage d'une telle loi.

Annexes

Les pays ayant voté une loi dépénalisant l'euthanasie ou le suicide assisté, sous certaines conditions

En Europe :

- Pays-Bas (2001),
- Belgique (2002),
- Luxembourg (2009),
- Espagne (2020),
- Portugal (2021).
- la Suisse accepte le suicide assisté sous certaines conditions depuis 1937 et a décidé en 2011 de ne pas modifier la loi en vigueur.

Dans le monde :

- Colombie (2015),
- Canada (2016),
- certains états américains : Oregon (1997), Washington (2008), Montana (2009), Vermont (2013), Californie (2015), Colorado (2016), Hawaï (2018), New Jersey (2019), Maine (2019), Nouveau Mexique (2021),

- Nouvelle Zélande (2020),
- cinq des six états australiens : Victoria, Australie Occidentale, Tasmanie, Australie Méridionale, Queensland.

Quelques dates importantes en France

2002 : loi Kouchner sur les droits du patient (principe du consentement libre et éclairé).

2005 : loi Leonetti sur l'interdiction de l'obstination déraisonnable. Interdiction de l'acharnement thérapeutique.

2016 : loi Claeys-Leonetti. Elle permet une sédation profonde et continue des patients dont le décès est prévu à très court terme ; les déclarations anticipées en matière de fin de vie sont contraignantes pour le médecin, sauf cas exceptionnel ; le droit d'accès aux soins palliatifs est renforcé.

8 avril 2021 : proposition de loi déposée à l'Assemblée Nationale par le député Olivier Falorni. Cette proposition de loi est bloquée par des milliers d'amendements. Elle est renvoyée à la commission des Affaires sociales.

Décembre 2022 - avril 2023 : **convention citoyenne sur la fin de vie.** 184 citoyens tirés au sort ont débattu de cette question avant de remettre leur rapport le 3 avril.

Janvier 2023 : le député Falorni est nommé président du **groupe d'études parlementaire Fin de vie**.

3 avril 2023 : rapport de la convention citoyenne sur la fin de vie.
> 23% des participants se disent satisfaits du cadre légal actuel.
> 76% souhaitent une amélioration du système légal actuel.
> 65 propositions sont émises.

11 mars 2024 : le premier ministre Gabriel Attal annonce que le **projet de loi sur la fin de vie** sera débattu le 27 mai à l'Assemblée nationale.

Bibliographie

Pages 31-32 : Les propos du chanoine de Locht sont adaptés de certaines de ses citations publiées dans *Le Matin* et *Le Soir* du 27 mai 1999 et repris par Jacqueline Wautier dans l'ouverture du débat sur l'euthanasie au Sénat.

https://www.cairn.info/revue-courrier-hebdomadaire-du-crisp-2000-7-page-1.htm

Page 81 : « Mort de sœur Léontine, pionnière des soins palliatifs en Belgique », *La Croix*, 20 février 2012.

https://www.la-croix.com/Urbi-et-Orbi/Actualite/Carnet/Mort-de-Saeur-Leontine-pionniere-des-soins-palliatifs-en-Belgique-2012-02-20-770297

Pages 81-82, 85-86 : « *Euthanasie et soins palliatifs : le modèle belge. Pour le droit à une fin de vie digne* », Wim Distelmans, Éditions La Muette-Le Bord de l'eau.

Page 121 : « Les 60 engagements de Hollande », *Libération*, 26 janvier 2012.

http://www.liberation.fr/france/2012/01/26/les-60-engagements-de-hollande_791303

Page 121 : « Une écrasante majorité des Français pour l'euthanasie active », *Le Monde*, 12 mars 2012.

https://www.lemonde.fr/societe/article/2012/03/12/une-ecrasante-majorite-de-francais-pour-l-euthanasie-active_1656954_3224.html

Page 136 : « Double suicide au Lutetia : “Mes parents craignaient la dépendance” », *Le Figaro*, 25 novembre 2013.

http://www.lefigaro.fr/actualite-france/2013/11/25/01016-20131125ARTFIG00291-double-suicide-au-lutetia-mes-parents-craignaient-la-dependance.php

Page 137 : « Ces couples âgés qui ont choisi de “quitter la vie” ensemble », *Le Monde*, 27 novembre 2013.

https://www.lemonde.fr/sante/article/2013/11/27/ces-couples-ages-qui-ont-choisi-de-quitter-la-vie-ensemble_3520978_1651302.html

Page 137 : « Paris. Les époux de 86 ans se suicident à l'hôtel », *Ouest-France*, 25 novembre 2013.

https://www.ouest-france.fr/societe/faits-divers/paris-les-epoux-de-86-ans-se-suicident-lhotel-1739919

Pages 138-139 : « Lettre ouverte à Brigitte Macron ». Jean-Luc Roméro. Éditions Michalon.

Page 162 : « Bioéthique. Ce qu'en disent les Français », *La Croix*, 3 janvier 2018.

https://www.la-croix.com/Sciences-et-ethique/Ethique/Bioethique-quen-disent-Francais-2018-01-03-1200903245

Pages 175-176 : « La sclérose latérale amyotrophique », Orphanet.

https://www.orpha.net/data/patho/Pub/fr/ScleroseLateraleAmyotrophique-FRfrPub106.pdf

Page 177 : *Le Tout Dernier Été*, Anne Bert, Éditions Fayard.

Remerciements

Je pense tout d'abord au professeur Wim Distelmans.

Sans lui, je n'aurais pas pu aider tous ces Français au bout de la souffrance. Je n'oublierai jamais cette phrase qu'il m'a dite un jour en entrant dans la chambre d'un patient : « **Comment est-il possible de laisser quelqu'un dans cet état-là ?** » Il a toute mon admiration.

Et que dire de madame Claudette Pierret ? Jour et nuit, elle est présente. Son écoute attentive des appels de plus en plus nombreux est admirable. J'ai remarqué qu'elle arrivait chaque fois à rassurer ces nombreux patients en attente d'une aide plus ou moins rapide. Sans son soutien si précieux, je n'aurais pas pu prodiguer le dernier soin à de nombreux Français. Et impossible d'écrire ce livre sans ses critiques toujours pertinentes.

Je remercie aussi mon grand ami Christian Esperandieu. Ses conseils très judicieux m'ont aidé dans la rédaction de cet ouvrage.

Je n'oublie évidemment pas le professeur Marc Englert. Il nous a malheureusement quittés il y a quelques mois. Il est à la base de notre loi dépénalisant l'euthanasie. Je suis allé souvent chez lui. Il répondait à mes nombreuses questions.

Merci à Clotilde Cadu. Elle m'a aidé à écrire ce livre. Ce fut une très belle rencontre.

Merci à l'excellent journaliste Thomas Misrachi qui, à l'issue d'une interview à Bruxelles, m'a permis d'entrer en contact avec les éditions Michel Lafon.

Merci enfin à Denis Bouchain qui m'a aidé à surmonter ma grande timidité.

TABLE

Composition
PRESS·PROD

Achevé d'imprimer en France
Dépôt légal : mai 2024
N° d'impression : 2078079
ISBN : 978-2-7499-5927-6
LAF : 2601